鹿鸣心理

心理自助系列

精神分裂症
你尚未知晓的事实

統合失調症
その新たなる真実

［日］冈田尊司 ／ 著

昝同 ／ 译

重庆大学
出版社

序　言
能够克服的疾病

　　大约半年前，我受邀参加了某对新人的婚礼。身为精神科医生的我很少收到来自既往患者的婚礼邀请。在从业的 20 余年里，这仅仅是第二次。考虑上一次我没有公开自己的职业，实际上这是我首次以精神科医生的身份参加患者的婚礼。这位患者从学生时代起便饱受精神分裂症的困扰，不过时至今日，他的状况已经得到彻底的改善。不仅如此，他还邂逅了一位出色的女性，与之结为伴侣，并最终与对方步入了婚姻的殿堂。在婚礼上，这位患者不但毫无保留地向来宾们介绍了自己的病情和与疾病作斗争的艰辛历程，而且开诚布公地告诉大家自己仍然在坚持服药。如果他对这些状况闭口不谈，那么想必在场的所有人都只会看到这位青年性格开朗且易于相处的一面。尽管如此，他仍然选择勇于向大家公开自己所处的状况和经历过的艰难困苦。在婚礼中，我看到了新郎的母亲在致辞时一度哽咽，也目睹了赶来参加婚礼的朋友们纷纷为他送上祝福。尽管新娘一度感到身体不适的突发状况令人担忧，但当我看到新郎温柔地照顾新娘的一举一动时，也不禁倍感欣慰。包括这些情景在内的整场婚礼令我为之动容。

从新郎的言行举止中，恐怕没有人能看出如今的他仍然伴有轻微的幻听症状。他用自身的经历告诉我们，即使曾经受困于精神分裂症这种病症，也可以恢复到和健康人几乎别无二致的程度，并和他们同样地享受生活，过有意义的人生。他的事例所展现出的可能性也赋予了身为医务工作者的我们莫大的勇气。

令人欣慰的是，他的经历并非特例。随着治疗技术的发展，与之类似的事例也在与日俱增。

精神分裂症是一种存在于我们身边的疾病，大约每100人中就有1人受困于此。然而与它较高的发病率相反，现阶段对多数人而言，精神分裂症仍然是一种既与自己无关又显得难以捉摸的疾病。尽管精神科的门槛与以往相比已经大幅降低，但人们对精神疾病却仍然抱有根深蒂固的偏见。面对这种现实，甚至有些人会将受困于精神分裂症的亲属关在家里，生怕其病情被他人知晓。对他们来讲，这可谓无奈之举。但与此同时，坚持守口如瓶的做法也意味着周围的人没有机会了解患者所面对的实际情况，这也使他们更难获得外界的理解，进而陷入一种恶性循环。

现如今，这种情况已经开始发生改变。我迫切地希望越来越多的人能够了解这种疾病，并对它形成正确的认知。不仅如此，我希望人们在看到这种疾病所造成的痛苦的同时，也能够注意到受困于它的人所具有的充满人情味的一面，从而不再对他们抱有拒人于千里之外的态度。

精神分裂症是大脑高度发达的人类特有的疾病。可以说，这种疾病体现了人类最根本的苦恼和矛盾。因此，了解精神分裂症的过程也是从处于极限状态人的精神世界中了解人类本质的过程。

自28岁成为精神科医生以来，在与众多精神分裂症患者接触的过程中，我持续不断地体验着他们纯粹的内心世界。不得不说，这类体验帮助我意识到了许多容易被我们抛在脑后的珍贵事物。

以上述体验为基础，我在几年前撰写了题为《可闻风吟》的小说，并以连载的形式发表于《京都新闻》。这部长篇小说刻画了受困于精神分裂症而闭门不出的男性青年与登门访问的年轻女性社会工作者之间萌生的纯洁爱情。尽管精神分裂症这一主题对《京都新闻》的连载来讲略显沉重，但仍然有众多的读者在为期1年的时间里持续不断地追读这部作品。而我创作这部作品的初衷，正是希望帮助普通大众更为深入地了解精神分裂症，并意识到它距离我们并不遥远。除此之外，我也希望更多的人能够通过这部作品知晓精神分裂症患者特有的纯真感受性及其蕴含的魅力。之所以会产生这种想法，正是因为我也曾经被他们具有的晶莹剔透的感受性与温柔拯救。

在掌握正确知识的基础上，与他人共情的能力对理解精神分裂症来讲同样至关重要。创作本书的原因之一，是我认为与精神分裂症相关的精神医学术语陈腐而趋于形式化，并因此显得既落后于时代，又缺少人情味。在精神医学领域，与精神分裂症相关的常用术语包括"平淡""情感迟钝"和"刻板"等，而其中最为极端的当属"缺陷状态"。面对这类术语，我不禁好奇：这些词语真的适合用来描述与我们同为人类的其他人吗？尽管如此，类似的词语仍然被作为官方术语沿用至今。对外行人来讲，在看到这些词语时他们恐怕会倍感不适，甚至怀疑自己踏入了异常的时空。

这些词语所体现的是不是精神医学界自身的"迟钝"呢？反应"平淡"并陷入"刻板"思维的难道不是精神医学自身吗？现如今的精神医学界不正处于"缺陷状态"之中吗？即使有人产生类似的疑虑，在我看来也不足为奇。

类似的术语诞生于大约100年前，其基础是对过量收治并禁闭在德国的精神病院中的患者进行的观察。然而时至今日，这些术语仍然被无所顾忌地广泛使用。令人遗憾的是，习得这些术语的精神科医生会在不知不觉间将它们作为审视患者的标准。即使在从业之初能够以诚恳的态度接触患者的医生，不消 5 年，也难免被名为"精神医学"的有色眼镜蒙住双眼。

对患者来讲，被草率地贴上这类标签实属不幸。在谈及相关状况时，我们难道不能使用更为生动且贴切的言语吗？同为人类，我们难道不能感同身受地理解让患者备受折磨又无力摆脱的困境，并对他们多一份共情吗？归根结底，这才是精神科为患者提供治疗的根本出发点。

正是出于这种考虑，我才决定撰写前文中提到的小说。有些内容只有通过故事的形式才能传递给他人。而在本书中，我则煞费苦心地使用通俗易懂的方式来讲解与精神分裂症的背景、机制、治疗技术及康复过程有关的前沿知识。与此同时，我也不遗余力地避免在叙述中使用生硬刻板的言语，并在书中加入了许多充满人情味的故事。希望读者可以在一定程度上不仅了解精神分裂症给相关人群造成的痛苦，而且能够意识到他们同样是在竭尽全力地生活的可爱之人，并对他们产生亲近感。如果这个愿望能够实现，我将感到非常荣幸。

迄今为止，精神分裂症的治疗手段经历了巨大的变化和发展。在这个过程中，康复状况非常理想的事例与日俱增。尽管如此，我们也能看到康复进程止步不前的情况。在这种情况下，往往存在仅从疾病的角度入手难以解决的问题。深入阅读本书，读者会发现精神分裂症这种精神疾病不单单是患者个人需要面对的状况——它同样敏锐地反映出当今社会存在的问题，并向身为人类的我们提出了一项有待解决的课题。不仅如此，想必读者也不难意识到这一课题与当今社会的基本矛盾息息相关。逐步解决这一矛盾不仅对精神分裂症患者的康复具有积极作用，也会增加我们在社会中的整体幸福感。

目 录

第二章　从围于黑暗的历史中走向光明

第三章　精神分裂症的症状与诊断

第六章　精神分裂症与社会

第七章　精神分裂症的治疗与康复

3／如何实现全面的康复 ·················· 222

第一章

精神分裂症是怎样的疾病

精神分裂症发病的开端

听到来自宇宙的信息的年轻人

从医初期，身为精神科医生的我遇到了一位给我留下深刻印象的年轻人。在某个夏日的清晨，我刚刚结束夜班的工作。在我即将酣然入梦时，一阵刺耳的电话铃将我吵醒。得知有患者急需就诊，我支撑起沉重的身体，披上白大褂，并加快脚步赶往门诊。到了现场，我看到急诊科的医生和护士在走廊的入口处朝窗外张望。在好奇心的驱使下，我穿过走廊来到庭院。在那一刻，映入眼帘的光景攫住了我的注意力，令我甚至无暇顾及站在一旁观望的护士在我耳边所说的话。

尽管时值夏日，但早晨的空气中仍然透着一丝凉意。在我眼前的庭院里建有一座铺着石板的凉台，在它爬满蔷薇和藤蔓的顶棚下摆放着风格典雅的白色餐桌。此时，一道身影正倚在桌边，熹微的晨光勾勒出他高挑而精干的轮廓。在他转身面向我时，我注意到他一只手的两指间夹着香烟，另一只手则抱着一件又大又圆的物品——是摩托车骑手佩戴的头盔。这位年轻人身着一袭贴身的黑色骑手服，在我眼里，他恍若来自其他世界的使者。他那凛然的身姿令周围的空气都为之紧张。

然而在我开始向他靠近的瞬间，另一个细节引起了我的注意。当我把视线停留在他的面庞时，我发现他的脸颊已被泪水打湿。

注意到我的行动后，他向我伸出一只手，掌心朝外，仿佛在示意我不要继续靠近。我立即停下脚步，并站在原地向他打招呼。随后，我向他确认自己是否可以坐在椅子上，并建议他也坐下来。在和我一样落座后，他把头盔放在了桌子上。

在此后的一段时间里，我用心倾听着从他口中蹦出的零碎的话语。他说自己可以听到"声音"，并表示这道声音来自宇宙中的某个星球。他诞生于那个星球，也必须回到那里。

当我询问他是否因为这件事而落泪时，他却摇了摇头。他告诉我，自己之所以流泪，是因为全人类的伤悲都在源源不断地向他涌来。他对这种情况束手无策，只能不断祈求能有人帮助他脱离苦海……看起来，他仿佛只身背负着全人类的苦楚。

他的情况自然可以被简单地归结为荒唐无稽的妄想。然而，无论是他那热切而执着的眼神，还是他那因痛苦而扭曲的脸上闪烁的泪光，都令我感到崇高而珍贵。他的苦恼如此纯粹，令我的心不禁为之所动。

最终，他在当天住进了医院。从他的母亲口中，我们了解到事情的经过。在过去大约半年的时间里，这位年轻人几乎每天都把自己关在家里。突然有一天，母亲发现他和摩托车一起不见了踪影。直到深夜，才总算有人发现了正在森林深处的湖边大声嘶吼的他，并联系急救人员将他护送到医院。

从住进医院开始，他就变得一言不发，并且对周围的一切都失去了反应。在连续几天的时间里，他水米不进，只能通过输液来补充营养。我们在他的营养液中加入了镇静剂，并对他实施了高强度的药物治疗。在此之后，他的状况开始逐渐好转。然而，相遇之初我从他身上感受到的高贵气质却随之消失殆尽。受到药物的影响，他便怅然若失，身体也变得愈发沉重。

入院仅 3 个月后，他便在状况好转的基础上办理了出院手续，并回归了正常生活。甚至可以说与普通的年轻人相比，他似乎显得过于纯真。他时刻保持绅士风度举止温柔，亲切地对待身边的每一个人。让我在意的是，他表现得过分无私，甚至让人感觉在他身上几乎看不到半点私心。

在一年半之后的某天，他借给我一张唱片。那是齐柏林飞艇乐队的专辑，其中他最喜欢的是名为《天堂阶梯》的歌曲。我一遍又一遍地聆听了这首充满哀伤和神秘色彩的歌曲，在对歌词产生兴趣的同时，我也意识到他被这首歌吸引的原因或许在于他的妄想，并因此感到不安。

　　我的担忧很快得到了印证。从那天开始，随着妄想和幻听变得越发严重，他的状况变得很糟糕。他重新接受了药物治疗，并强行去除了精神医学中所谓的"疾病性体验"。在状况好转后，他再次离开了医院，并度过了一段平稳的时光。然而此后的某一天，他又拿着一盘磁带来到我的面前。随后，他的状况再次开始恶化。

　　随着类似的过程周而复始，我逐渐对我们所采取的应对方式心生疑惑。在病情开始恶化时，他总是显得神采奕奕，仿佛在诉说处于妄想和幻听状态下的自己所展现的才是真实的自我。然而作为医生，我不能放任他流连于妄想和幻听的世界之中。

　　尽管从精神医学的角度来讲，他的体验被视为疾病所引发的"症状"，但这类体验同样源于人类的心理活动。不仅如此，我认为这类体验具有重要的意义。与他相遇的经历成了我在 20 年后创作《可闻风吟》的蓝本。尽管采用了小说的形式，但我希望通过这部作品表达比事实更具真情实感的内容。

因纯粹而生的苦恼

　　尽管走过一些弯路，但自 28 岁成为精神科医生起，我便不断体会着精神分裂症患者纯粹的一面。在这一过程中，我的内心世界仿佛得到了净化。在和他们相处时，我所体验到的舒适与平静无以言表。甚至在当时的我看来，健康的人与他们相比反而显得既粗枝大叶又麻木不仁，甚至可以说对他人的感受满不在乎。在与位高权重的人接触时，我从他们身上感受到的只有丑恶的欲望和获得外部认可的诉求。而在面对精神分裂症患者时，我体会到的则是摒除了私欲和杂念而一尘不染的内心世界。身处崩溃的边缘，他们明明只能一边维持岌岌可危的平衡，一边勉强度日，却表现得无欲无求。这种顺其自然的态度和清透灵动的气质触动了我的内心。

尽管走上了精神科医生的职业道路，但我同样因过度敏感的特质而饱受折磨。对当时的我来讲，比起接触社会，似乎与精神分裂症患者相处的时光更容易让我感到安心。

然而敏感的特质也成了我的优势。这是因为比起意志坚强的人，我更容易对精神分裂症患者的体验产生理解和共情。对在健康层面高枕无忧的人来讲，这类体验不过是既不现实又荒唐可笑的胡言乱语。然而在我眼里，精神分裂症患者的体验往往具有强烈的真实感，也更容易理解。

作为刚刚走上工作岗位的新人，在跟着前辈医师诊察患者的过程中，我见到了一名长期接受隔离保护的年轻女性患者，她那头乌黑的长发和雪白的肌肤给我留下了深刻的印象。然而与美丽的外表相反，这名女性的言语和行为毫无条理，状态可谓惨不忍睹。尽管使用了最大剂量的镇静剂，她仍然经常出现幻听。在开口说话时，她的言语显得支离破碎，听起来就像两个人在同时讲话。她和医生的对话往往风马牛不相及，让人摸不着头脑。

尽管她的话听上去前言不搭后语，但是在倾听的过程中，我逐渐开始理解她内心的想法和她想要表达的内容。看到她因无法将自己的意图传递给医生和护士而心烦意乱的样子，我在无意间脱口而出："你是因为洗过澡后感到神清气爽，所以想去外面透透气吧？"听到我的话，这名女性喜上眉梢，并对我连连点头。

当时在场的是一位对治疗充满热情的前辈医师，他当即决定带她到户外。户外的新鲜空气似乎让这位女性心旷神怡，她开始侃侃而谈。然而事与愿违的是，她仍然无法和医生顺利沟通。最初，她不时将目光投向我，仿佛希望我能帮她翻译。随后，她索性开始尝试向我发起对话。然而每当我回应她的请求时，前辈医师的表情都会蒙上一丝阴霾。这种状况着实令我左右为难。

即使是专业人士，经常也难以体会并理解对方的体验，甚至做出"不可理解"的诊断。不妨说一直以来"不可理解"都被视为精神分裂症的特性。这种状况令人痛心疾首。

令人毛骨悚然的威胁不断袭来

自己体验到的痛苦难以有效地与他人分享，这种状况导致精神分裂症患者不幸陷入了格外孤独的境地。相比而言，身患其他疾病的人经受的疼痛和不适更容易被周围的人理解，这也有助于他们获得外界的体谅和帮助。然而，因为多数人没有亲身经历过精神分裂症患者所处的状况，所以人们

精神分裂症：你尚未知晓的事实

常常误以为这种疾病难以理解，并倾向于将与之相关的表现视为异常。这使得他们很难有机会了解究竟该如何为受困于精神分裂症的人提供帮助。

想要理解精神分裂症，最为有效的方式不是以旁观者的身份从外部入手思考，而是设身处地地采取精神分裂症患者的视角来体会这种疾病带给他们的内部体验，以及这些体验所造成的痛苦与折磨。

正是出于这种考虑，我才会在《可闻风吟》中同时以登门拜访的女性社会工作者和她所负责的受困于精神分裂症且闭门不出的青年这两个视角来分别进行描写。

在这里，我想在这部作品之外另举一例。芥川龙之介是因《罗生门》《鼻子》和《河童》等杰作在日本家喻户晓的小说家。从32岁起，他开始出现失眠和神经衰弱等问题。此后，这些问题逐渐发展为精神分裂症。最终，他在35岁时以自杀的方式结束了人生。在他去世后才发表的一篇名为《齿轮》的作品中，芥川龙之介生动地描写了自己被逐渐侵袭而来的病症威胁的情况。通过自己的笔触，芥川龙之介描绘出了自己的内心世界，并将精神分裂症从开始发生到迫使他走上绝路的过程和疾病所造成的痛苦栩栩如生地呈现出来。

> "我"正动身前去参加友人的订婚宴。然而在会场中，"我"非但没有体会到一丝一毫的喜庆之气，还感觉自己被笼罩在一种难以言喻却令人毛骨悚然的

气氛之中。人们向"我"投来冷冰冰的目光，像是在暗自对"我"冷嘲热讽。即使偶尔遇到相熟的人，他们也会像观察犯人的侦探一样对"我"上下打量，仿佛要刺探"我"的秘密。

尽管前来参加订婚宴，但"我"却没有心思关注新郎和新娘。"我"拿起刀叉准备用餐，却旋即停下了手中的动作。这是因为一条小小的蛆虫正在晚餐的牛排上蠕动。

无论是擦肩而过的陌生人，还是站在走廊里的服务员，他们说的话都会源源不断地传入"我"的耳中。"我身边有两个 30 岁左右像是新闻记者的男人正在窃窃私语，他们刻意使用了法语。虽然我背对着他们，但我全身上下每个毛孔都能感受到他们射来的目光。我切实地感觉这些目光犹如电波一般辐射到我的身上。他们清楚地知道我的名字，并且好像正在讲我的闲话。"如这段引述所讲，"我"无时无刻不感到有人正埋伏在自己背后蠢蠢欲动。

"我"在所到之处总会遇到一名身披雨衣的男性。"我"认为这件事对自己具有不同寻常的意义。而在深夜接到的一通电话更让"我"对这种巧合感到不寒而栗。在电话中，"我"得知姐夫因车祸去世。而在事故现场被发现时，姐夫身上正披着一件雨衣。这件事让"我"意识到一切微不足道的巧合或许都具有某种意义。举例来讲，在前一晚喝过名为"黑白狗"的威士忌后，"我"在第二天注意到一名与自己擦肩而过的男性打着黑白条花纹的领带。即使是这类细枝末节的小事，"我"也不肯轻易放过。"对我来讲，这无论如何也不像是偶然"。哪怕是看到从头顶上经过的飞机，"我"也会产生"为什么这架飞机不去别处而偏偏要从我头上飞过"的疑虑，并因此倍感痛苦。

"我"多次试图前往精神病院就诊，但或是没能找到去往医院的路，或是错过了联系医院的时机，最终未能成行。然而造成这种结果的实际原因是"我"认为一旦去医院就诊就要接受住院治疗，并对此感到惶恐不安。不仅如此，在过去一两年的时间里，"我"始终在心里藏着一个不敢向任何人表露的可怕秘密，这便是"我"脑子里出现的那些奇怪的想法。"我"提心吊胆地坚守着这个秘密，生怕一旦被妻子知道，自己就会不由分说地被送进医院。

芥川龙之介本人同样始终担心自己会患上精神障碍，并且他的不安是有根据的。在芥川龙之介 8 个月大的时候，他的母亲出现了精神分裂症的症状。在芥川龙之介 11 岁那年，他的母亲离开了人世，而直到那时，她的病情都未见好转。

芥川龙之介在小说的最后一段里写下了如下的内容。这段文字宛若他本人因日常生活被疾病彻底摧毁而心生绝望时发出的悲痛欲绝的呻吟。

终日在这样的心境下活着，只觉得是一种无以言表的痛苦。有谁可以在我熟睡时悄悄把我绞死呢？

体验到迄今为止的日常生活中前所未有的威胁，并对此感到毛骨悚然；感觉他人对自己的态度冷若冰霜，并不断带着恶意向自己逼近；认为所有的巧合都具有特别的意义，并在这个过程中察觉到昭示着终结的强烈预感；曾经熟悉且能让自己放心的日常生活分崩离析，并逐步质变为对自己来讲莫名其妙的窘境——上述种种便是精神分裂症患者发病时的典型表现。在这一点上，即使如芥川龙之介一样的大作家也不例外。

具有提示作用的早期症状

据称，芥川龙之介最早在 27 岁时就出现了精神分裂症的早期症状，其根据是他在当年发表的题为《影子》的短篇小说中出现的一段文字：

> 临城站了一小会儿。渐渐地，她的心里萌生出一种不可思议的感觉：仿佛有人正站在她身后，并目不转睛地将视线倾注在她身上。然而，卧室里除了她显然不可能再有别人。

日本的精神病理学专家荻野恒一推测，在这段文字中，芥川龙之介将自身出现的"视线"感知投射到了故事的主人公身上。在后文中我们将会讲到，被监视感是精神分裂症典型的早期症状之一。

然而如前文所讲，芥川龙之介的精神分裂症在他 30 岁出头时才真正发病。即使在出现被监视感后，他也接二连三地完成了多篇杰作。但在这一过程中，疾病正悄无声息地在他身上发展。

已知的事实显示，在精神分裂症发病前，作为前兆的早期症状会先行出现。在这些症状中，有一部分被视为精神分裂症的诊断依据。作为早期症状，下列症状表现可以被视为精神分裂症的前兆并采取预防性治疗的依据。

（1）自发式体验

自发式体验是指脑海中不由自主地浮现出某些想法（自发式思考）或过去的场景（自发式记忆唤起），幻想出栩栩如生的影像（自发式幻觉表象），或播放起音乐（自发式音乐表象）的状况。尽管健康的人偶尔也会体验到类似的状况，但其程度通常较轻。如果此类杂念频繁出现，并导致体验者精神涣散且无法集中注意力，就需要格外注意。

（2）觉察功能亢进

这种状况是指能够敏锐地觉察没有主动为之分配注意力的外部刺激并做出反应的状态，其中出现最多的是听觉性觉察功能亢进。体验者会感觉"耳朵变得敏锐"，并不自觉地注意到平时充耳不闻的噪声、声响或其他人说话的声音。他们会经常不由自主地竖起耳朵倾听周围的动静，或是突然露出大吃一惊的表情。

（3）被监视感

这是一种在无意间隐约感到自己正在被监视的感受。随着程度的增强，体验者会明确地感知到具有实体的人正在从背后或窗外监视自己，这种状况被称为"实体性觉知"。然而与妄想不同的是，在这种状况中，体验者清楚自己感知到的人不可能实际存在。

（4）紧张而局促的心境

这是一种始终绷紧神经，并持续陷入仿佛被威胁紧追不舍而感到走投无路的心境。如果程度进一步增强，则体验者会感到周围的一切都在向自己步步紧逼，并随时有可能对自己发起攻击。这种状况被称为"对他紧张"。

（5）暂时性认知功能障碍

暂时性认知功能障碍是指因认知功能障碍而出现的理解力、判断力和记忆力的突然下降。在这种情况下，体验者不仅无法理解曾经很容易弄懂的事，而且时常听不懂甚至听不全别人对自己说的话。他们倾向于在同一个问题上兜圈子，因此即使对简单的状况也难以做出判断。此外，由于工作记忆受到影响，他们或是在处理任务时频频出错，或是容易忘记自己打算做的事。

近年来，研究发现在精神分裂症发病的数年前，注意缺陷多动障碍等认知功能障碍会先行出现。这些表现被视为精神分裂症的早期症状，并受到广泛关注。这些症状反映出大脑前额叶正在逐渐丧失顺利处理信息的能力。

抑郁、失眠、成绩下降与闭门不出

除了上文中列举的特异性较高的症状，在精神分裂症患者发病前，还会有其他表现。鉴于此类表现也可能是其他原

精神分裂症：你尚未知晓的事实

因导致的，所以它们往往难以得到足够多的注意。尽管如此，这些表现仍然可以成为发病的预警信号。

因精神亢奋而夜不能寐是精神分裂症患者几乎不可避免的表现，而经常被误解为抑郁症状的情绪低落和缺乏活力也是其常见的表现。食欲减退和饮食不规律同样频频出现。由于神经过敏，这类人在与他人接触时常常感到心力交瘁，且更容易受伤。这导致他们不愿来到人前，并回避与他人建立联系。由于经常绷紧神经，有些人会感到头痛，有些人会感觉自己的大脑存在异常。他们频繁地向学校或单位请假，并把自己关在屋里。他们认为其他人在说自己的闲话，或对自己有负面评价。他们会疏远此前关系亲近的人，或是逐渐不再向对方吐露心声。不过也有一些人反而会开始积极地寻求和他人建立联系。

精神分裂症发病前的常见征兆
① 神经变得敏感，思维活动过度活跃
② 情绪低落或缺少活力
③ 对他人产生不信任感且容易受伤
④ 回避人际交往，闭门不出
⑤ 与家人或朋友的关系发生变化
⑥ 学习成绩下降或工作表现不佳
⑦ 表情、气质和仪容仪表等方面发生变化
⑧ 头疼或头部出现莫名其妙的不适
⑨ 饮食和睡眠规律的改变
⑩ 产生脱离现实的想法或制订难以实现的计划

有些人会表现出无法集中注意力、缺乏耐心或意志减退。受此影响，学生患者的成绩会突然下降，成人患者会难以全身心地投入工作。前者中有很多人被迫留级或退学，后者中则频频有人被公司解雇。这类征兆在很大程度上与认知功能障碍有关，而认知功能障碍一般是精神分裂症的早期征兆。

有些曾经开朗且易于相处的人会变得不苟言笑，并出现冷淡的态度或不自然的言行举止。有些原本爱干净且穿着打扮颇有品位的人会变得不修边幅，并对自己邋遢的形象毫不在意。还有些人前一秒还在眉飞色舞地就宏大的梦想发表高谈阔论，或一门心思地埋头于对其他人来讲显得离奇古怪的计划，却在下一秒就因体验到强烈的不安而一动不动地窝在床上。有时，他们还会过分执着于自己的标准，或对他人表现出明显的畏惧。基于此，他们的表现可能被诊断为焦虑障碍、心境障碍、强迫症或社交恐惧症（对人恐惧症）等。

病情尚未完全发作或即将发作的阶段被称为潜伏期。在这个阶段，尽管患者的大脑中已经出现异常的状况，但由于这种异常得到其他功能的代偿，患者才得以勉强维持稳定的精神状态。

在这个阶段，仅凭上述表现难以做出诊断。在发现上述征兆或相关变化时，应在给予充分关注的基础上格外注意避免给对方施加过大的压力。即使质问对方"究竟发生了什么"，也只会得到似是而非的答案。对有上述表现的患者，精神科医生只能隐约地感到异常，而无法确切地做出诊断。

如果精神科医生一再追问，只会导致医患双方的关系恶化。精神科医生需要注意的是，避免因急于做出诊断而让患者陷入情绪化的状态，只需要在此基础上冷静地采取更加稳妥的应对方式。

2
三种主要类型和其他亚型

一旦勉强维持的稳定状态在某些诱因的作用下遭到破坏，就会迎来发病。

以症状和发展过程为依据，精神分裂症被分为青春型、紧张型和偏执型等 3 个主要类型。尽管它们一度被分别视为不同的疾病，但实际上这 3 种类型的症状有时会发生交叉，因此很难将它们完全独立开来。

青春型

青春型也被称为瓦解型，意指青春期。之所以这样命名，有人认为是因为这类症状经常在青春期阶段开始出现，也有人认为是因为该类型的人经常表现出退行性倾向，仿佛始终停滞在儿童阶段而无法成长为心智成熟的大人。这两种观点都体现了这一类型的特征。

实际上，青春型的症状确实会在不知不觉间始于青春期阶段，并逐渐发展。与紧张型和偏执型相比，这个类型发病更早，也更容易发展为慢性疾病。此外，很多这种类型的人显得远比实际年龄更为年轻，即使到了 30 岁甚至 40 岁，他们的某些言行举止也会表现得像十几岁的儿童。不仅如此，他们在性的方面也不容易达到成熟，因此难以进行相关的行为。

之所以同时将其称为瓦解型（青春型），是因为当今的精神医学将瓦解型症状视为这个类型最典型的表现。瓦解型症状，是指在言语和行为缺少条理的同时产生有违常理的体验，并难以和他人相互理解的状态。这个类型的人被认为缺少情感反应，因此被定义为"情感平淡"。然而这种描述多少偏离了问题的本质，这是因为他们的情感并不"平淡"。实际上，他们不仅情感细腻，也不缺乏与之相应的反应。之所以给人留下"平淡"的印象，是因为他们压抑了自身的情感反应，并试图用"平淡"的言行保护自己。

青春型的人常常对周围的世界漠不关心或闭门不出。他们躲进自己的世界，并逐渐与外界疏远。久而久之，他们变得很少主动与外界接触，因此既无法通过遇到的人和经历的事获得快乐，也难以在社会中找到自己的用武之地。尽管他们生活在现实世界中，却经常发现自己像生活在其他世界一样难以和他人进行沟通。

然而他们既不是冷漠无情的人，也并非有意拒绝与外部世界产生联系。因为他们拥有过于敏锐的感受性和细腻的内心世界，所以在与外部世界和其他人产生联系时，他们更容易体验到由精神压力引发的痛苦，而不是乐在其中。实际上，如果他们有机会在感到安心的环境中平静地按照自己的节奏行动，就会表现出愿意和他人接触的一面。如果这种接触所带来的压力远远低于他们可以承受的最低限度，那么他们便能够感到自己被他人接纳，并体会到人际交往的快乐。他们同样希望自己的价值得到认可并受到他人的重视，然而因为他们既敏感又不善于应对压力，所以哪怕是被赋予的期待或受到的干涉稍稍超出可以承受的程度，他们也会感觉濒临崩溃。正是为了避免这种情况，他们才会不向外面的世界踏出半步。

在典型的事例中，患者会在低声自言自语的同时或是躲进自己的世界，或是露出意味深长的微笑，或是愁眉不展，又或是做出莫名其妙的举动。除此之外，也有一些患者会写出难以理解的文章，在说话时采用独特的措辞，或创造出只有自己才能够理解的言语。

尽管在这种类型的人身上也能看到慢性的幻听和妄想等症状，但偏执型的幻听和妄想具有系统性且前后一致，而青春型的幻听和妄想则显得支离破碎且缺乏条理。很少有青春型的人能够清楚地讲出自己的内部世界中所发生的状况。这一症状恰好反映出患者统合自身体验并将其转化为言语的能力受到了损害。

偏执型的人所讲的内容经常具有连贯的情节。例如，他们会认为自己是被外国情报机构盯上的外星人，因此生活在监听和监视之下。与此不同的是，青春型的人体验到的内容会发生波动。尽管如此，这些内容里也经常反复出现相同的主题，并反映出他们抱有的执念。

曾经文静且听话的少女

　　有一名女大学生在 21 岁时首次前来就诊。她的母亲养育了两个女儿，她是妹妹。她自幼便既稳重又温柔。在进入小学后，她也表现得很文静，并且对老师的话言听计从。尽管她经常和一名一起长大的朋友来往，却很少与其他孩子产生交集。在升上更高的年级后，她不仅在学业上名列前茅，而且在绘画和写作方面表现出众。从四年级开始，她不断遭到男生的欺凌。然而她对此事只字不提，并继续按时上学。比起和同龄人玩耍，她更乐于和母亲一起去听音乐会或参观美术馆。升入初中后，她再次成了校园欺凌的对象。有一次，她因为被命令不许离开教室而直到傍晚都没有回家，这件事也引发了骚动。尽管欺凌行为在初三时偃旗息鼓，但她仍然因为厌恶男生而选择升入女校。在进入高中后，她也在一定程度上受到同学的孤立，因此只和特定的某个人保持良好的关系。随着升入大学，她开始频繁地缺课。她越来越在意其他人的看法，并经常反复确认同一件事。这些状况导致她无法外出，也让她感到心烦意乱。渐渐地，她开始将情绪发泄到母亲身上，并对母亲恶语相向，甚至动用暴力。她时而面无表情地独自陷入沉思，时而突然因想起某些事而哑然失笑。除此之外，与以往相比，她也变得不修边幅。最终，在家人苦口婆心的劝说下，她前往医疗机构就诊。

青春型患者的康复状况往往并不乐观。在过去，逐渐出现退行或功能减退的情况不在少数。他们因此终日无所作为，显得心不在焉，只会不停地自言自语，或无缘无故地笑。值得庆幸的是，随着药物治疗的发展，青春型患者的康复状况也在得到大幅改善。

紧张型

紧张型也被称为紧张症，这种类型的人会突然表现出高度的兴奋，或是与之截然相反地陷入没有任何反应的状态。高度兴奋的状态被称为精神运动性兴奋，是指在精神活动亢进的基础上爆发出漫无目的的剧烈运动。而没有任何反应的状态则被称为木僵。处于这种状态的人尽管意识清醒，却既没有肢体动作，也没有言语反应，甚至有时身体会像雕像一样僵住。在受到外力作用时，他们可以被摆出任何姿势，并一动不动地保持下去。这种症状被称为蜡样屈曲。无论是精神运动性兴奋还是木僵都以身体的紧张和自主神经功能亢进为特征，患者的肌肉会因此进入高度紧张的状态。不仅如此，有些人还会出现发热，并拒绝进食和饮水。

紧张型的症状被认为是由多巴胺神经通路失调引起的。多巴胺是一种负责传递兴奋的神经递质，在陷入紧张症的状态时，这种递质会被过量释放。在持续暴露于过量释放的多巴胺时，为避免受到损伤，长期保持兴奋状态的神经元会发生脱敏。简单来说，这种现象是指感受器暂时停止反应以中断信号的传递。换言之，脱敏也可以被理解为关闭了开关。木僵状态被认为是神经元发生脱敏的结果，然而在脱敏状态结束后，兴奋状态又会再度出现。

为拯救世界而不断奔跑的女性

曾经有一名 20 多岁的女性因为在清晨时赤身裸体地奔跑而被送到医疗机构。尽管在来到医院时她高喊着"为了拯救大家我必须跑下去""不能把时间浪费在这种地方"，但是在住进医院后，她马上进入了木僵状态，并失去了反应。然而在数小时之后，她突然变得异常暴躁。她的力气大得惊人，她甚至试图搬起床铺砸向窗户。最终，4 名护士合力才勉强将她控制住。随后，她再次陷入木僵状态。

在病情迅速康复后，我们从这位女性的口中了解到，她在电视上看到很多人在阪神大地震中受灾的情景，并因此感到自己必须有所行动。在这个想法的驱使下，她开始奔跑。在跑步的过程中，她注意到很多人纷纷聚集了起来。见此情景，她感觉大家都在为自己加油助威，便继续跑了下去。

紧张型在过去十分常见，但近年来在发达国家出现的频率正在逐渐降低。在日本，这个类型的人已经寥寥无几。有理论指出，这种局面是社会环境的变化造成的。在传统的日本社会中，村落共同体和大家族在牢固的组织结构下稳定运转，身处其中的人也因此维持着紧密的联系。然而因为大家族成员众多，所以人们很难维护自己的隐私，这就迫使他们不得不在日常生活中保持克制。久而久之，人们在压抑的环境中承受的压力会突破极限，此时，紧张型的症状就会突如其来地表现在他们身上。

与传统社会相反，在城市化的进程中，核心家庭逐渐成为现代社会的主流家庭结构。人们的日常活动开始更多地局限在各自的房间里，人际互动的频率也随之降低。在个人隐私自然而然得到保障的环境中，紧张型爆发的可能性大幅降低。换言之，与以往相比，人们生活的环境本身变得更加"自闭"，而这种环境有助于回避人际交往造成的压力。

然而令人啼笑皆非的是，在康复速度相对较快的紧张型减少的同时，更容易发展为慢性疾病的青春型和偏执型的比例却有所增加。总的来讲，尽管药物治疗效果大幅提升，但社会性康复没有得到显著改善同样是现实。针对这一点，本书会在后面的章节中详细讲解。

偏执型

偏执型以产生妄想和幻觉为主要症状。这一类型出现症状的时间最晚，康复状况也最理想。偏执型的人具有比其他类型的人更好的自理能力和更高的平均智商，他们出现认知功能障碍的程度也更轻。

尽管偏执型的诊断标准之一是没有发现紧张型症状或青春型症状，但实际上，在频繁产生幻觉或妄想的阶段，这种类型的人也会暂时性地出现以兴奋为代表的紧张型症状或缺少条理的言行。但与紧张型和青春型不同的是，偏执型的人不仅言语及行动更有条理，而且在康复之后，他们给人的印象经常与健康人别无二致。

尽管如此，在频繁地体验到幻听和妄想的阶段，他们的睡眠会逐渐减少，表情会一反常态地变得生硬，眼神也会变得不自然。他们有时会沉默寡言，有时反而会气势汹汹地与人争辩，有时还会为了避免见人而闭门不出。除此之外，他们的食欲也会不断降低。这些症状都是偏执型的常见表现。

偏执型的妄想可以大致分为被害性的内容和夸大性的内容。与青春型的妄想不同，在偏执型精神分裂症患者中，妄想大多包含具有逻辑性的故事情节，并且有些妄想的故事情节错综复杂。这些故事情节被称为"妄想系统"。妄想系统一旦产生，无论采用怎样的手段进行治疗，都难以完全祛除。即使此类妄想在一段时间内看起来消失得无影无踪，它们也经常会因某种机缘巧合而死灰复燃。

一旦受困于被害妄想，平日里性格温文尔雅的人也有可能突然表现出攻击性。然而在他们看来，自己正是因感觉受到攻击而走投无路才被迫进行反击的。

"希望取出大脑里的机器"

有一名男性在 21 岁时初次前来就诊。在大学就读时，他曾表示"能听到旁边有人在说我的坏话"，以及"自己的大脑里被埋进了机器"，并因此前往校医院的精神科就诊。根据幻听和妄想的症状，他被诊断为精神分裂症。在此后的半年里，他接受了住院治疗并从大学退学。治疗结束后，他平稳地度过了一段时间。然而在开始工作大约半个月后，他再次出现幻听，并因此无法入睡。受困于这种情况，他首先前往神经外科就诊并"希望取出埋在大脑里的机器"，之后更是闯进邻居家中大吵大闹。由于出现上述表现，他被送进精神专科医院接受治疗。在此之后，他只要尝试就业，症状就会恶化，而他也会再次提出同样的诉求。不仅如此，每当症状恶化时他就会停止服药，这又导致他的状态变得更加不稳定，并不得不再次住进医院。在接下来的日子里，这种状况在他身上周而复始。

然而在 40 岁之后，他不再勉强寻找工作，而他的症状也没有再度恶化。他一边参与社区卫生中心组织的团体活动，一边照顾年迈的母亲，并过着安稳的生活。

"数字在向我传递信号"

某位男性在 23 岁时初次前来就诊。大专毕业后，他成了一名程序员。因为频繁的加班让他感觉筋疲力尽，所以他跳槽到另一家公司。然而新岗位的工作性质更接近于营销，员工不但被规定了非常严苛的额定任务，并且一旦业绩没有达标就会被上司毫不留情地斥责。从那时起，在出现愈发严重的失眠的同时，无论是乘坐电车还是在街上行走，他都感觉自己好像受到了监视。不仅如此，他还开始对数字格外在意，并感觉映入眼帘的数字别有深意，仿佛在向自己传递某种信号。即使回到自己的房间，他也感觉心神不宁，甚至会因为怀疑自己正在被他人窃听而将房间里的电话拆得七零八落。他愁眉苦脸的样子与之前判若两人，令当时正在和他交往的女朋友大吃一惊。在女朋友的陪同下，他前往精神科就诊。

经过 1 个月左右的治疗，他的失眠、幻听和被监视感得到了改善，但他仍然受到"过于在意数字"的症状和意志减退的困扰。此后，在改变生活节奏的同时，他坚持每天参与日间托护，并以回归社会为目标坚持训练。经过一年半的不懈努力，他成功地找到了一份兼职的工作。在工作稳定后，他和一位交往了很长一段时间的女性结为夫妻。尽管他仍在继续服药，但除了偶尔表现得过于敏感，他的病并没有复发，他也平稳地继续着自己的工作。

对比上述两个事例不难发现，在坚持服药的情况下，患者有可能实现非常理想的康复。在偏执型的事例中，既有较早对自己的病情产生自知力并坚持用药的情况，也有因相同的失败而不断重蹈覆辙的情况。在后者中，很多人在反复失败的过程中意识到服药的必要性，并同时注意避免承受过大的压力。最终，他们的状态逐步稳定。

未分化型

有些状况虽然满足精神分裂症的诊断标准，但症状无法被明确地归入上述 3 种类型中的任何一种。此类状况被称为未分化型。

残留型

残留型是指不会出现明显的阳性症状（幻觉、妄想、瓦解型症状和紧张型症状），但会表现出阴性症状或程度较轻的阳性症状。对包括精神分裂症在内的各类精神疾病来讲，即使症状得到控制，也仍然存在复发的风险。因此即使患者从症状中康复，其状态也被称为"缓解"，而不是"治愈"。按照这一思路，症状完全消失的情况被称为"完全缓解"，尽管留有部分症状但已整体康复的情况被称为"不完全缓解"或"部分缓解"。在初次发病的患者中，约有 1/3 的人能够实现完全缓解，而其余的患者则会转为残留型。随着病情复发，残留型的比例会不断增加。由此可见，预防复发是至关重要的。

第二章

从囿于黑暗的历史中走向光明

1

黑暗历史

囿于黑暗的历史的开端

精神分裂症具有和人类文明同样漫长的历史。甚至有人认为，精神分裂症的历史可以追溯到有记载的人类文明出现之前。在《圣经·旧约》的《撒母耳记》中，以色列的君王扫罗曾经受困于恶灵的声音而失去理智，而《以西结书》中的主要人物以西结也出现过幻视和幻听。在地球上的任何地区、人种或民族中，精神分裂症发病的频率相差无几。这一现象暗示着精神分裂症的发病历史可能与人类的历史一样久远。

不仅如此，精神分裂症还是一种只会出现在人类身上的疾病。只有语言、思维和社交能力高度发达的人类的大脑才会出现这种障碍。

在漫长的历史时期里，精神医学始终被掩藏在黑暗之中。作为其象征，精神分裂症背负着既充满迷信色彩又饱受误解和偏见的过往。过去，类似于精神分裂症的精神疾病被认为是患者遭到恶魔或恶灵附体，针对其进行的治疗也以驱赶附着在患者身上的邪恶之物为主。这种处置方式反而给患者平添了恐惧与痛苦。

然而，也有截然相反的观点认为精神分裂症会赋予人们来自上天的灵感，并提高他们的创造性和预知能力。在此类迷信盛行的社会中，精神分裂症患者会受到人们的崇拜，并因此拥有很高的社会地位。这种情况屡见不鲜。

尽管近代的制度将精神病患者从当时的社会中排除，并将他们关在高墙铁窗之内，但在此之前，患有精神疾病的人可以理所当然地和其他居民一起在社会中生活。这意味着他们被社会接纳，并在其中拥有一席之地。即使在基督教文化圈之外，认为精神分裂症具有神圣的意义并对患者备加重视的情况也不在少数。

根据法国哲学家米歇尔·福柯的记载，直到 17 世纪下半叶，精神病患者才开始被关进在欧洲接连不断出现的大型治疗机构中。

尽管这类机构从 15 世纪起就被零零散散地建造起来，但直到 17 世纪初，精神病患者不但可以无拘无束地前往任何地方，还因被赋予神圣色彩而备受重视。这是由于在基督教的文化中，贫穷的人和身患疾病的人被视为更接近天国且为神所爱的存在。然而随着贫穷困苦的状态失去神圣的意义，这种状况也发生了改变。

17 世纪，以法国哲学家笛卡尔为代表人物的理性主义思潮颠覆了精神病患者此前所处的平稳且包容的环境。正如贫穷被视为懒惰的后果，精神病患者也被摘掉了神圣的光环。他们被视为扰乱社会秩序的害群之马，并因此遭到与从前大相径庭的对待。

随着能够容纳数千人的治疗设施被建立起来，穷人、精神病患者、流浪汉、乞丐、梅毒患者以及罪犯都被一股脑儿地关了进去。当时的社会并非毫无理由地采取了这种处置。根据福柯的记述，无论是不做区分地对待性质完全不同的人，还是将他们禁闭起来，其目的都是"对游手好闲且无所作为的人进行谴责"。换言之，这些人的共同之处在于，他们都是"没有在社会中从事固定职业的失业者"。而在当时的社会中，没有从事劳动的人被视为社会秩序的破坏者。因此，他们在获得社会供养的同时也要付出相应的代价，即以监禁的方式被排除出社会生活的大舞台。这种逻辑反映出他们没有被视作与其他人同等的人类。正因如此，举办"畸形秀"并对患者进行"展览"的事例比比皆是。位于伦敦的贝特莱姆皇家医院是当时最为著名的精神病院之一，在那里，人们只需支付 1 便士就可以"入场"。不仅如此，入场者甚至可以随身携带用来戳弄患者的小棍。

摆脱枷锁

针对这种有悖人道主义精神的状况，在 18 世纪末的英国和法国，善良和勇敢的人开展了最初的解放运动。在这些人中，最为著名的莫过于毅然决然地推行解放运动的菲利普·皮内尔。当时的法国正处在大革命的最高潮，在最初的革命理想变得面目全非的同时，不断将人推上断头台的恐怖政策也令民众惶惶不可终日。皮内尔原本是一名外科医生，在 40 岁时，他因朋友患上精神疾病而转行进入精神病治疗的领域。8 年后，他前往位于巴黎近郊的大型医疗机构比塞特尔医院任职。在那里，皮内尔发现精神病患者不但没有得到任何治疗，还和流浪汉与罪犯一起被套上镣铐并监禁起来。见此情景，他下定决心要将他们从枷锁中解放出来。

然而，当时的比塞特尔医院所处的状况既复杂又令人啼笑皆非。在法国大革命中，教士和贵族不仅被剥夺了社会地位，还沦为了国家通缉的对象。为了逃避追捕，这些人纷纷装扮成流浪汉并潜藏在这所医疗机构中。换言之，曾经在社会中最位高权重的阶级正与最被人嗤之以鼻的阶级生活在一起。法国当局要求皮内尔交出医院里的教士和贵族，但皮内尔以他们处于精神失常的状态为由拒绝了政府的要求。他的做法拯救了为数众多的教士和贵族的生命，却令自己身陷窘境。

为了证实皮内尔所说的情况，一个令人胆寒的人来到了比塞特尔医院。此人名叫乔治·库东，他既是罗伯斯庇尔[1]的心腹，又是实施恐怖政策的罪魁祸首之一。皮内尔一

---

1. 罗伯斯庇尔，法国革命家，法国大革命时期重要的领袖人物，是雅各宾派政府的实际首脑之一。

旦成为乔治·库东的目标，恐怕就会在转眼间成为断头台下的亡魂。双腿瘫痪的乔治·库东被侍从搀扶着进入了比塞特尔医院，在其他人感到心惊胆战时，皮内尔却镇定自若地引导他前往症状最为严重的患者所在的病区。在目睹禁闭于单人病房中的患者的惨状后，即使是推行铁腕政策的乔治·库东也为之色变。尽管如此，他仍然为了调查而逐个盘问患者，但得到的回应却只有无所顾忌的恶言恶语。这种状况令乔治·库东目瞪口呆。意识到调查毫无意义的乔治·库东转过头看向皮内尔，两人之间发生了如下的对话：

> "公民，你竟然想解开这些野兽身上的锁链，难道你也发疯了吗？"皮内尔心平气和地回答道："公民，我相信这些精神错乱的人恰恰是因为被剥夺了新鲜空气和自由才变得如此难以康复。""若是如此，他们便随你处置吧。但我怕你因为自身的傲慢而判断错了情况。"
>
> ——米歇尔·福柯
> 《疯癫与文明》

在这次风波后，皮内尔旋即开始解放被枷锁束缚的患者。最早得到解放的是一名被锁在单人病房里长达 40 年之久的英国上尉。他"被认为是所有精神错乱患者里最令人恐惧的……在躁狂发作时，他曾经用铐在自己手上的镣铐击打一名勤杂工的头部，并致其当场死亡"。在要求他做出不会伤害其他人的保证后，皮内尔不仅解开了他身上的锁链，而且还允许他到庭院中散步。

> 锁链被解开了。终于获得自由的他立即跑了出去，并出神地注视着户外的阳光。"他露出陶醉的表情，并高喊'太美了'。"在获得一整天的自由后，"他时而奔跑，时而在楼梯上走上走下，并一刻不停地在口中重复着'太美了'。"当天傍晚，他回到自己的单人病房安然入睡。"在此后的两年里，他仍然住在比塞特尔医院，但在此期间他再也没有出现过躁狂症症状。"
>
> ——米歇尔·福柯
>
> 《疯癫与文明》

有一名叫作舒瓦济的军人因受困于夸大妄想而认为自己是一名将军。皮内尔在他身上洞察到被病症埋没的优秀素质，并提议将军人出身的他录用为贴身随从，希望他能为自己效忠。在得到他的同意后，皮内尔解开了他的锁链。这种做法收到了奇效。作为皮内尔忠诚的随从，舒瓦济展现出极为敏锐的头脑，并充分发挥了自己的能力。他"既和蔼可亲又善于观察"，一旦其他患者因兴奋而变得暴躁，他就会用"富于理性和善意的话语"帮助他们平静下来。明明在不久前，舒瓦济也会和其他患者一样在精神亢奋时肆意妄为，然而一旦被赋予使命，他就能够出色地对其他患者进行管理。

此后，留在皮内尔身边的舒瓦济扮演了至关重要的角色。当巴黎的民众冲进比塞特尔医院并企图围攻皮内尔时，舒瓦济为保护他挺身而出，并拯救了他的生命。

两年后，皮内尔前往萨尔佩特里埃医院工作。在那里，他同样推行了解放患者的运动。

伴随着皮内尔的改革，相信环境自身具有治疗作用的理念逐渐形成。这一理念也被传承至今，并获得了普遍认可。直到最近数十年，日本才终于追上了法国在 200 年前迈出的脚步。

尽管皮内尔推行的解放患者的运动和与之相关的感人故事被赋予了一定程度的传奇色彩，并且终为人称道，但福柯却对此冷眼相待。在他看来，皮内尔实施的解放患者的运动不过是以自身的道德观念为基准对患者进行重塑。患者从铁打的锁链中得到解放，却重新被套上了以道德和医疗为名的枷锁。皮内尔将患者的内心世界置于某种秩序之下，并要求患者恪守这种秩序。

实际上，皮内尔解放患者的运动成了以精神病院和精神医疗机构为代表的近代管理体制的起点。在这种体制中不存在自由，甚至连疯癫也成了被理性支配的对象，并被纳入治疗师制定的法则和医学体系之中。此后，具有实证主义性质的精神医学逐渐成了应对、诊断及治疗精神疾病的主体。鉴于患者自身没有被置于中心位置，恐怕他们与真正的解放仍然相去甚远。

皮内尔的后继者

沿袭皮内尔的改革并加以大力推广的人是让 - 艾蒂安·埃斯基罗尔。埃斯基罗尔出生于实力雄厚的法国名门，然而他的家族在法国大革命后没落，他也因此不得不谋求一份有前途的工作。当时，他恰巧参加了皮内尔于萨尔佩特里埃医院举办的系列讲座。讲座的内容令埃斯基罗尔难以忘怀，受到启发的他找到了自己应该为之奉献终生的事业。此后，埃斯基罗尔来到萨尔佩特里埃医院工作，并在日后出任沙朗通精神病院的院长。在他上任之后，该院同样开始推行皮内尔的改革。

在对医院的组织结构进行改革的同时，埃斯基罗尔也悉心参与临床工作。他不但创立了将患者的状态以栩栩如生的文字记录下来的工作方法，还撰写了精神医学领域的首篇学术论文。

埃斯基罗尔进一步发展了皮内尔的思想，并在患者和治疗师之间建立起近似于家庭的"治疗共同体"。在埃斯基罗尔看来，令患者陷入困境的是他们与家人和周围的人之间产生的纠葛。如果能将患者从实际的家庭中分离出来，并为其提供足以令他们感到安心的家庭式的环境，就可以促进患者的康复。

作为精神科医生，埃斯基罗尔率先指出，精神障碍是可能导致病情恶化的外部环境诱因和患者具有的人格脆弱性交互作用的结果。不仅如此，他还认为相较于关注以幻觉和妄想为代表的各种症状本身，探究其背后的心理机制更有助于理解患者。这些观点均对后世产生了深远的影响。

沿袭埃斯基罗尔的理论，法国的精神科医生让 - 皮埃尔·法尔雷提出，精神疾病的症状是大脑的状态、患者的性格和心理 - 社会环境等 3 个因素共同作用的结果，并尝试从包括患者的性格和所处的境况在内的心理和社会角度出发来理解妄想。

在上述理论和思想的引导下，法国的精神医学界形成了一股从患者作为人的特性人手来理解并治疗精神疾病的人本主义思潮。

莫瑞尔的"早发性痴呆"

以皮内尔和埃斯基罗尔的举措为代表的种种尝试既充满人文关怀又饱含对康复的期冀。与之截然相反，也有人对治疗的前景抱有极为悲观的态度。其中，曾经在萨尔佩特里埃医院与法尔雷并肩工作的本尼迪克特·奥古斯汀·莫瑞尔对后世造成了尤为深远的影响。

莫瑞尔出生于维也纳。在他出生后不久，他的家庭便因父亲的去世而衰落，他也因此进入了法国的寄宿制教会学校。由于抵触寄宿制学校无处不在的规章制度，莫瑞尔成了一名叛逆的学生，并最终被学校开除。在沦为身无分文的流浪汉后，莫瑞尔流落至巴黎，并结识了日后作为生理学家闻名于世的克洛德·贝尔纳。同样穷困潦倒的两人合住在一起，并共同立志走上医学之路。在和法尔雷成为至交后，莫瑞尔在他的介绍下进入萨尔佩特里埃医院工作。此后，莫瑞尔获得了在收容智力障碍患者的医疗机构工作的机会，并在此基础上先后前往位于南锡和鲁昂的精神病院工作。

在持续从事临床工作的过程中，莫瑞尔遇到了一名 14 岁的少年。这名少年原本聪明伶俐且活泼开朗，是一个性格随和的好孩子。然而渐渐地，他在学习成绩开始下降的同时变得郁郁寡欢，并且躲在家里闭门不出。随着病情不断恶化，人们已经很难从他的状态中看到他曾经的影子。莫瑞尔怀疑这种疾病是遗传因素导致的。考虑到这种疾病发病的时间较早，并且会造成智力减退，莫瑞尔将其命名为"早发性痴呆"。

莫瑞尔对这种疾病抱有悲观的见解。在他看来，因为这种疾病具有遗传背景，所以它的病情发展是不可逆的。此后，莫瑞尔定义的"早发性痴呆"被埃米尔·克雷佩林继承，并在很大程度上影响了人们对这种疾病的看法。

"精神疾病是大脑的疾病"

以悲观的态度看待精神疾病的先天决定论被与当时正在兴起的遗传学和神经学联系在一起，导致对精神疾病产生的否定性看法逐渐深入人心。

从 18 世纪中期开始，在欧洲的近代医学领域中最先取得显著进展的是解剖学和生理学等基础科学分支。19 世纪，

精神分裂症：你尚未知晓的事实

神经学比精神医学更早地建立起科学体系。随着时间来到19世纪下半叶，让 - 马丁·沙可成了萨尔佩特里埃医院的院长，并在欧洲名噪一时。然而比起精神医学家，他的身份更像是一名神经学家。沙可不但能以快刀斩乱麻的方式阐述错综复杂的神经症状背后的原因，还可以在实施催眠后随心所欲地操控患者。尽管年轻的弗洛伊德也被他的公开讲座深深吸引，但同样有少数人因沙可把患者当作展示工具而对他抱有怀疑的态度。

在同一时期，科学家开创了神经解剖学和神经生理学领域的基本研究方法，并为神经学的发展奠定了基础。举例来讲，在发明对神经元进行染色的方法后，人们便可以利用显微镜对神经元加以观察。此外，以布洛卡发现言语中枢位于左侧额叶为契机，大脑机能定位学说重新获得了重视。随着神经学的发展，认为行为和精神功能是大脑活动的产物的观点逐渐在专业领域中传播开来。总而言之，在19世纪的欧洲出现了人类历史上的首次"大脑热潮"，我们甚至可以认为它是存在于当今社会的大脑热潮的先驱。

在上述背景下，精神疾病的根源在于大脑的观点应运而生。尽管哲学家康德在此前提出过与大脑疾病相关的理论，但从专业角度出发，并以最简单明了的方式提出这一观点的人则是年轻的德国医生威廉·葛利辛格。

葛利辛格在年仅28岁时就编写了精神医学的教科书，并在书中提出"精神疾病是大脑的疾病"这一著名论断。该观点也为日后的德国精神医学指明了方向。身为内科学教授的葛利辛格认为，应该以理解身体疾病的方式来理解精神方面的疾病。不仅如此，他还提出正如很多身体疾病表现为持续进展的慢性病程，精神疾病表现出慢性及进行性的特点也是理所当然的。

卡尔鲍姆的"紧张症"

在莫瑞尔的著作和葛利辛格的教科书问世十余年后，有一位精神科医生正在位于德国和波兰的边境附近的医疗机构中埋头研究精神医学。这位医生名叫卡尔·卡尔鲍姆，他原本任职于德国的一所大型州立医疗机构。由于和坚持认为精神障碍是单一疾病的院长意见不合，他在辞职后前往地处偏远的医疗机构继续工作。尽管如此，卡尔鲍姆的钻研精神丝毫未减。他全神贯注地投入临床治疗与研究中。

在关注疾病症状的同时，卡尔鲍姆也对发病的年龄及疾病的过程和转归（疾病的结局）格外注意。在此基础上，他发现有一类症状不符合莫瑞尔提出的发病年龄早且呈慢性进行性恶化的特点。这类症状起病突然，患者会表现得高度兴奋和思维混乱。卡尔鲍姆将这个新的类型命名为"紧张症"。同时为了加以区分，他将莫瑞尔记载的类型称作"早发性痴呆症"。

除此之外，卡尔鲍姆不仅首先记录下现在被定义为"双相情感障碍（躁郁症）"这种疾病的症状，而且是第一位以明确的诊断标准对精神障碍做出分类的精神科专家。

集大成者克雷佩林

  德国的精神医学家埃米尔·克雷佩林更为彻底地推进了卡尔鲍姆主张的既关注症状又详尽记录疾病过程的方法。与此同时，他也吸收了葛利辛格提出的像对待身体疾病一样对待精神疾病的做法，并在此基础上打造出一个完整的体系。现在我们使用的精神分裂症的概念正是由克雷佩林确立的。

  克雷佩林在 1856 年出生于德国，他与日后成为精神分析学派创始人的西格蒙德·弗洛伊德在当年的同一天出生。恪守学术性的正统精神医学领域的泰斗与向传统提出挑战的精神分析领域的鼻祖在同一天来到了这个世界。

  受困于先天的视力问题，克雷佩林无法使用当时处在科学技术最前沿的显微镜进行研究。他因此选择跟随著名的实验心理学家威廉·冯特投身于心理学领域。令他意想不到的是，冯特建议他放弃心理学而走上医学的道路。这是因为心理学在当时还是一门刚刚诞生不久的新兴学科，发展前景看起来非常有限。

  在师从冯特的经历中，克雷佩林不仅学习了系统的方法论，还掌握了将患者的临床记录以卡片的形式保存下来的方法，而这两份收获也在日后帮助他在研究中做到滴水不漏。在 35 岁时，克雷佩林受聘成为德国名校海德堡大学的教授，并将自己过去的研究成果整理为 300 页的《精神医学纲要》。

这本书在出版后广受好评，并在此后的 30 年里几经修订。直到去世前，克雷佩林仍然埋头于这本书的修订工作之中，而作为最终修订版出版的第 9 版也成了一部通篇长达 3 000 页的鸿篇巨著。

在 1899 年出版的第 6 版中，克雷佩林首次提出了与现在的精神分裂症相对应的概念。在这一版中，他将精神分裂症分为"早发性痴呆"与"双相情感障碍"两个大类。

在此之前，我们现在所知的精神分裂症尚未被视为一种包含不同类型的疾病，它所包含的三个类别分别被视作"紧张症""早发性痴呆"和"偏执型痴呆"三种独立的疾病。如上一节所讲，卡尔鲍姆为这三个概念中的前两个制订了诊断标准。而在此基础上，克雷佩林补充了偏执型的概念，并将它们整合为一种疾病。

克雷佩林进行这种整合的依据是疾病的过程和转归。经过长年累月地对众多患者的状态进行观察，克雷佩林积累了大量的记录。这些记录证实，即使患者最初表现出截然不同的症状，其病情也会经历慢性的恶化，并最终陷入相同的末期状态。依据这种情况，克雷佩林认为将三种疾病合而为一是妥当的。在此基础上，他还将起病于人生早期阶段（多为青春期）并在随后进入慢性进行性过程的类型重新定名为莫瑞尔提出的"早发性痴呆"。

时至今日，克雷佩林记录的症状仍然被视为精神分裂症的特征。不仅如此，他所采用的诊断标准也被沿袭至今。然而不幸的是，克雷佩林的研究成果同样产生了巨大的负面影响。尽管他本人是一位既热心又富于人道主义精神的临床医学家，但他命名的"早发性痴呆"这种病却反映出令人倍感绝望的康复效果。

在克雷佩林活跃的时代，患者尚难以得到任何有效的治疗，因此只能被简单地收容在医院里。克雷佩林之所以得出悲观的结论，是因为他所观察到的正是这些长期被不加处置地禁闭在精神病院里的患者。实际上，克雷佩林在日后的工作中意识到这种疾病的康复状况并不像自己当初预期的那样糟糕。在他观察过的患者中，不但有 12% 的人得到了缓解，并且在此之后康复率还在不断提高。然而，已经板上钉钉的病名没能得到改变。在经过了漫长的岁月后，患者才得以从这种病名的束缚中解脱出来。

2

逐渐走向光明

布鲁勒的人性化治疗

对克雷佩林的"早发性痴呆"提出异议的是瑞士的精神医学家尤金·布鲁勒。

布鲁勒在 1857 年出生于苏黎世近郊的农村。尽管他的父亲成了商人，但布鲁勒一家仍然属于农民阶级。而在当时，出身于农民家庭却进入大学并攻读医学专业的人寥寥无几。布鲁勒就读于当地的苏黎世大学，但指导他的教授们大多来自德国。这是因为与德国相比，当时的瑞士在科学领域尚显落后，因此瑞士出身的教授屈指可数。这些教授中包括因提倡"精神疾病是大脑的疾病"这一理论而对学界产生深远影响的威廉·葛利辛格。作为内科学教授，葛利辛格希望以理解身体疾病的方式来理解精神疾病。

布鲁勒从老师身上继承了尊重科学的工作态度。不仅如此，不同于比起患者更热衷于显微镜下的微观世界的老师，布鲁勒具有另一项优秀的品质，这便是对患者倾其所有的奉献精神。

在成为医生后，布鲁勒首先来到瓦尔道精神病院担任住院医师。此后，他出任莱茵瑙精神病院的治疗部主任，并在12年的时间里潜心于临床工作。当时的莱茵瑙精神病院是一所臭名昭著的精神障碍患者收容机构，院方对发展出慢性症状的患者置之不理，不为其提供有效的治疗。面对这种情况，布鲁勒不仅带着无私的奉献精神积极地为患者开展治疗，还凭借不屈不挠的意志改革了医院的体制。单身的布鲁勒以医院为家，绝大部分时间都和患者共同度过。他在耐心倾听患者倾诉的基础上亲自主导治疗过程，并为患者开创了作业疗法。在这个过程中，布鲁勒和患者们逐一建立起心心相连的亲密关系，并通过与患者的深入接触逐步提炼出有关精神分裂症的独到见解。

由于工作成绩获得认可，布鲁勒从莱茵瑙精神病院调至波克霍茨利精神病院出任院长。波克霍茨利精神病院既是瑞士最顶尖的精神病院，也是一所临床精神医学研究中心。布鲁勒在这里进一步推进了自己在莱茵瑙精神病院的做法，他不但通过交流与患者在情感层面上建立和睦的关系，而且在此基础上重视对患者所处的状况进行理解。他格外留意患者使用的言语，并尽量使用同样的言辞和他们进行对话。即使患者所讲的内容在妄想的影响下显得支离破碎，他也试图把握患者实际想通过这些内容表达的最根本的意思。为了达到这个目的，他受到弗洛伊德开创的自由联想法的启发，并借助语词联想测验来尝试探究隐藏在言语背后的想法，而在联想测验中担任布鲁勒的助手的正是日后在精神分析领域声名鹊起的卡尔·荣格。

在不断积累临床与研究经验的过程中，布鲁勒逐渐意识到精神分裂症的核心在于情感和思维（言语）无法顺利达成一致。在他看来，情感和思维之间出现分裂，即统合感受与想法的能力受到破坏，是精神分裂症造成的最根本的障碍，而各种各样的其他次级症状则是在此基础上产生的。这种根本障碍最明显的体现便是患者所讲的话没有条理。这种表现被称为"联想松弛"。除此之外，布鲁勒还将"自闭""情感障碍"和"矛盾心理"等表现列为精神分裂症的基本症状。自闭是指为避免与外界接触而闭门不出的表现。在布鲁勒看来，患者是因为自身过度敏感且容易产生过激的情绪反应才选择回避外部的刺激。情感障碍是指无法控制自己的情感反应，或缺乏情感反应和交流的状态。矛盾心理是指同时受困于两种截然相反的情感或想法的状态。因为矛盾心理也体现出情感和思维的分裂，所以布鲁勒格外重视这种症状。

带着从葛利辛格身上学习到的科学的工作态度，布鲁勒不但积累了详尽的研究资料，还尝试从心理学的角度入手理解患者的内心世界。

在此基础上，布鲁勒在工作过程中亲身体会到的是，这种疾病的发病时间并不局限于人生的早期阶段。不仅如此，他还发现并非所有患者都表现出慢性、进行性的特征，并且从病情中康复的患者也不在少数。他的体验印证了克雷佩林曾经阐述过的观点。

实际上，经布鲁勒治疗的患者表现出了在当时令人叹为观止的康复率。在他负责的患者中，有高达 60% 的人在经历首发（病情首次出现恶化）后恢复到可以实现经济独立的水平。这些患者中包括在康复后成为护士的女性和重新回到私人诊所工作的医生。在缺乏理想的药物的时代，这种治疗效果着实令人称奇。尽管首发患者的康复状况优于反复发作的患者，但相比于精神分裂症在抗精神病药问世后的治疗效果，布鲁勒取得的成就不仅毫不逊色，甚至有可能略胜一筹。在后面的章节中，本书将讨论布鲁勒的治疗取得如此理想效果的原因。

无论原因何在，布鲁勒负责的患者很少出现情感和思维均显得贫乏且混乱的状况。这种状况被克雷佩林称作"人格荒废"。不仅如此，布鲁勒还相信阻止病情恶化能够帮助患者免于陷入这种状态。

在此基础上，布鲁勒认为克雷佩林使用的"早发性痴呆"这个病名不符合这种疾病的表现，并提出了"Schizophrenie"这一新病名。这个词由表示"分裂"的"schizo"、表示"心"的"phren"和表示"疾病"的"ie"组合而成。如果对这个词进行直译，则它表达的意思是"内心分裂的疾病"。之所以这样命名，是因为根据布鲁勒的理论，这种疾病的根本障碍是情感和思维发生分裂而不能被统合到一起。

新的病名很快得到了广泛的接受。然而令人遗憾的是，这种命名方式引发了与布鲁勒原有的意图背道而驰的误解。在日本，这一病名在使用过程中被译作"精神分裂症"，而正是这个奇异的病名将患者推入了更加不幸的境地。人们误以为患有这种疾病意味着患者的人格发生了"分裂"，甚至还有人将它理解为双重人格。

"早发性痴呆"曾经因康复效果不佳而给人留下难以治愈的印象。布鲁勒重新进行命名的初衷正是帮助患者摆脱这种印象。从这个角度来讲，新的病名在日本引发的误解实在令人痛心。布鲁勒希望通过新的病名强调的是情感和思维没有顺利实现统合。

自 2002 年起，日本开始正式采用"统合失调症"这个新的译名，并将其沿用至今。

生物精神病学与精神分析

从上述内容不难看出，在 19 世纪于欧洲发端后，精神医学发展的历史进程中出现了两大流派：一派更加重视包括遗传学和神经学在内的生物学因素；而另一派则更加看重精神疾病的心理与社会因素，并主张以人性化的方式进行应对。相比而言，前者往往对精神疾病抱有悲观的见解，并且很少关注与之相关的治疗；而后者则对疾病采取更为乐观的态度，也更加积极地对患者进行治疗。结合本章前面的内容，可以说克雷佩林从前者的角度出发将精神医学整合成了一门系统的学问，而布鲁勒则在此基础上尝试实现两个流派的统一。

在此之后，生物精神病学主导着主要在以大学为首的学术环境中发展的精神医学的方向。与此同时，在部分开设私人诊所的民间医生中也产生了重视心理与社会因素并力图阐明精神疾病的潮流。在这种背景下，弗洛伊德的精神分析理论在诞生于维也纳后不断扩大影响力，并在 20 世纪后半叶以美国为中心取得了大跨步的发展。作为布鲁勒曾经的弟子，荣格也投身于这股新兴的思潮之中。

然而，精神分析的主要治疗对象不是以精神分裂症为代表的精神障碍患者，而是与之相比症状更轻的神经症患者。因为弗洛伊德在很早的阶段就意识到精神分析可能导致患者的状态进一步恶化，所以他对采用精神分析疗法治疗精神分裂症采取了非常谨慎的态度。尽管如此，仍然有为数众多的治疗师不断尝试将精神分析应用于精神分裂症的治疗，而他们中的大多数人都遭遇了惨痛的失败。之所以会出现这种情况，是因为当时尚未出现行之有效的治疗精神分裂症的方法。

在这些治疗师中，美国的哈里·斯塔克·沙利文因取得了非凡的成果而广为人知。正如他的著作《作为人的过程的精神分裂症》的书名所展示的那样，沙利文认为可以将精神分裂症理解为个体的精神活动造成的结果。根据沙利文的理论，为了发展为成年人，个体必须在青年期前半段的时间里与同性的友人建立起稳定的关系。只有通过这种方式，个体才能获得自信并安心地面对世界。患者正是因为没能完成上述成长课题，才会出现精神分裂症的症状。在沙利文看来，尽管患者逐渐丧失与现实世界的接触，但只要他们仍然处在与难以名状的不安进行斗争的阶段，就有可能重新实现精神的统合。而一旦度过了这个时期，患者就会开始认为是自己所处的现实出现了问题，并陷入慢性的妄想状态之中。

尽管沙利文建立这一理论的基础是他在马里兰州的精神病院中进行的治疗实践，但有人认为该理论同样鲜明地反映了他的自身经历。沙利文在儿时缺乏父母的关爱，并一度将生活的希望寄托于和比自己年长的男性发展出的同性关系之中。沙利文曾经负责的精神病院不但只接收男性患者，而且仅招募男性员工。这些患者的康复率极高，时至今日，该院更是因此被赋予了传奇色彩。

优生学与纳粹主义

在精神分析理论不断获得更多支持者的同时，在大学和大型医院里占据主导地位的仍然是生物精神病学。在恰逢第一次世界大战结束的当时，德国作为战败国不但背负了巨额债务，还同时经历着恶性通货膨胀与政治局势的动荡。在这种背景下，纳粹主义开始在德国抬头，并利用民众宣泄不满的需要大肆宣扬反犹太主义。在这一过程中，被纳粹分子作为科学根据加以滥用的便是遗传学和优生学。优生学是为断绝对子孙后代不利的基因而对社会群体进行基因控制的学问。打着这种旗号，纳粹分子开始对精神分裂症患者实施去势手术。

不仅如此，为了完成"种族清洗"，纳粹分子不断将大批犹太人送进集中营，并对他们实施屠杀。在这一过程中，犹太人并非纳粹分子的唯一牺牲品，精神分裂症患者也同样被送进了毒气室。

面对纳粹分子的恶劣行径，正统的精神医学非但没有与其划清界限，反而积极地成了他们的帮凶。原本应为患者提供保护与治疗的医生不仅将患者从社会中驱逐出去，甚至还试图抹除他们的基因。这真可谓是既愚昧又可悲的时代。

正如后面的内容中会讲到的，从现代遗传学的角度来看，这种做法无异于妄图在不流一滴血的情况下只将肉取走。之所以这样讲，是因为无论在德国还是在日本，都有不确定比例的国民携带与精神分裂症相关的基因变异。不仅如此，这类基因变异与创造力具有密不可分的联系，如果将其彻底抹除，那么这个民族恐怕只会变得既了无生气又碌碌无为，并最终退出历史舞台。

尽管只有纳粹德国以直接手段对患者实施了屠杀，但间接性的抹杀在美国和日本都曾被广泛施行。这种方式便是通过《优生保护法》来强制患者接受去势手术或人工流产。

以心理学为核心的精神医学的繁荣与局限性

随着纳粹分子的残忍行径被公之于众，医学沦为了暴行的帮凶这一爆炸性的事实令全世界为之震惊。在民众直上云霄的激烈反感与抵制下，这种惨无人道的状况发生了改变。

在此基础上，遗传学等生物学的分支学科逐渐失去了人气，年轻的医生和研究者们纷纷投身于包括精神分析在内的以心理学为核心的精神医学，而生物精神病学则遭受冷遇。在这种趋势的影响下，具有科学价值的研究成果也因曾经遭到滥用而被冷眼相待，甚至被彻底摒弃。

与此同时，在与精神分裂症相关的研究与实践中，以遗传学和神经学为核心的方法逐渐式微，而具有精神分析性质的理论则进入了百花齐放的阶段。在这些理论中，比较有代表性的是"双重束缚"理论和"精神分裂症病源性母亲"理论。这两种理论将精神分裂症归因于母亲与孩子相处时所采取的不恰当的方式。如果母亲同时向孩子传递两种截然相反的信息，那么孩子就会因为不清楚该做何反应而无法采取行动。举例来讲，如果母亲在嘴上说"我爱你"的同时在态度上表现出"我讨厌你"的意思，那么接收到这两种信息的孩子就会产生矛盾心理，而矛盾心理则会进一步发展为精神分裂症。

当时，尽管这类理论缺少科学依据，却拥有现如今的我们难以想象的影响力。

在今天看来，比起阐释精神分裂症的病因，这些理论更适合被用来解释人格障碍的发病原因。这或许是因为在当时接受治疗并成功康复的病例中，被误诊为精神分裂症的人格障碍患者不在少数。

尽管各种各样的治疗理论在当时百家争鸣，但这些理论不仅没能带来理想的治疗效果，还接连不断地陷入瓶颈。然而在此之后，这种僵局被突如其来地打破了。

氯丙嗪的问世

为精神分裂症的治疗打开新局面的是一种最初被用作染料的药物。这种药物最早在 19 世纪被作为紫色染料从煤焦油中合成出来。在 70 年后，该药物因具有抑制过敏的抗组胺作用而引起了制药商的注意，而在此基础上作为其衍生物被制造出来的便是氯丙嗪。

为了将其当作药品投入临床，制药商需要通过临床试验来判断抗组胺作用的强度，以及这种药物是否会对人体产生不良影响。当时，对精神障碍患者进行药物治疗的临床试验的做法屡见不鲜。在法国的一家精神病院里，这种药物首次被投放给患者。

然而仅以本次试验来讲，这种无异于将患者当作"小白鼠"的操作反而给患者带来了幸运。在服药后，患者的妄想和幻觉出现了减轻。后续的研究发现这种药物具有阻断神经递质多巴胺功效的作用。随着研究的深入，人们进一步得知可与多巴胺结合的受体共有 5 种，而氯丙嗪对第二个被发现的 D2 受体具有很强的阻断作用。

某种药物对 D2 受体具有的阻断能力越强，则它抑制幻觉和妄想的能力就越强。在这一事实的基础上，主张多巴胺的过多分泌可能引发精神分裂症的多巴胺学说应运而生。

生物精神病学以此为契机迎来复苏，药物疗法也成了治疗精神分裂症的主要手段，并得到了进一步发展。然而这种转变不但没有带来繁花似锦的未来，反而为另一段充满苦难的历史拉开了序幕。

后面的章节将详细讲述人们从服用氯丙嗪逐步走向接受更先进的治疗手段的过程。在下一章中，我们将把视线聚焦在精神分裂症的症状与诊断上。

第三章

精神分裂症的症状与诊断

1

精神分裂症的典型特征

以大脑的功能性障碍为基础

精神分裂症的基础是大脑的功能性障碍。功能性障碍是指大脑的运转发生异常，而不是指大脑受到器质性损伤，或存在可以观察到的生理缺陷。然而随着近年来诊断技术的不断进步，人们发现精神分裂症患者的大脑中存在此前没有被发现的异常。尽管这种疾病被视为功能性异常，但是借助更加精密的检查手段，研究者发现患者的大脑结构同样出现了异常的改变。

最早被发现的结构性异常是大脑会随着病情的进展逐渐萎缩。在功能性异常持续发展的过程中，不仅神经元会受到损伤，大脑的体积也会不断变小。这种结构变化会进一步导致大脑功能的减退。

另一项新的发现是神经纤维的分布会发生混乱。在精神分裂症患者中，神经纤维分布不规则的人占比很高。从胚胎期到 2 岁左右是大脑神经通路发育的高峰期。神经纤维的不规则分布意味着神经系统的发育在这一阶段出现了问题。在通常情况下，神经纤维会规则地向同一个方向延伸。如果它们向反方向延伸，或建立起不规则的联结，就会给大脑的信息处理造成困难。

以慢性病程为表现

在考虑精神分裂症的症状与诊断时至关重要的一点是，它会表现出慢性的发展过程。精神分裂症与糖尿病等典型的慢性疾病具有诸多相似之处。若没有接受恰当的治疗，则症状会逐步发展，并造成功能低下。在此基础上，患者的病情会突然出现严重的恶化。而在病情出现好转时，一旦患者放松警惕，恶化就会再次发生。久而久之，他们便很难康复如初。

精神分裂症的发展过程与上述情况别无二致。因为最初只存在轻微的症状，所以很多患者需要经历较长的时间才能意识到自己患有疾病。而与此同时，不少人的病情已经发展得较为严重。在进展的过程中，精神分裂症的病情同样会在好转和恶化之间不断反复。

在日本，病情恶化的阶段被称为"急性期"，出现好转的阶段被称为"安定期"或"间歇期"。如果病情在复发时出现急剧的恶化，则将其称为"急性恶化（复发）"。无论首次出现还是复发，病情恶化的情况被统一称为"发作"。精神分裂症会在急性期和间歇期不断交替的过程中进展。这种慢性进展的过程被称为"病程"。有些患者的病情难以明确区分出急性期和间歇期，他们的症状不会出现周期性波动，而会持续以慢性的方式发展。首次发作的精神分裂症几乎可以实现百分之百的康复，而在反复经历数次发作的过程中，很多患者的康复速度会变得缓慢，他们的大脑功能也会逐步减退。为了避免这种情况，防止复发显得至关重要。

由此可见，精神分裂症的症状在不同时期的表现不尽相同。在对其进行诊断时不能只参考现阶段的症状，还有必要从整体的角度对病程进行把握。

现如今的观点是，精神分裂症的病程是随中枢神经系统逐步受损而不断变化的过程。实际上，如果长时间对疾病采取放任的态度而不加以治疗，那么大脑中以额叶为首的重要区域就会出现萎缩。这一过程在患者出现症状之前便已开始。随着萎缩的进展，患者的大脑功能会因此减退，并且他们的认知能力、社交能力、自理能力和情绪功能也会出现障碍。这些障碍会逐渐变得难以恢复，甚至有可能发展为永久性的损害。

为了防止出现上述状况，及早发现与预防复发是重中之重。如果能尽早发现症状，并在明确诊断的基础上开始治疗，就可以最大限度地遏制病程的进展。在已经出现症状的情况下，为了防止病情反复恶化，最关键的一点在于不能因症状消退而误以为已经痊愈并停止用药。除此之外，与药物治疗同等重要的是接受心理与社会层面的关怀来缓解压力，并寻找更为适宜的生活环境。

现如今，随着疗效显著的抗精神病药的问世，只要患者坚持以正确的方式服药，避免承受过大的压力，并保持平稳的生活节奏，就有可能达到理想的康复效果。这种康复的良机值得牢牢把握。

症状越显著康复越快

精神分裂症的流行率不存在性别差异，但男性的发病时间更早，其高发年龄为 15~25 岁，女性的高发年龄则为 25~35 岁。与男性患者相比，女性患者不仅更容易康复，也更少出现后文会涉及的阴性症状及社会性功能减退的状况。女性不但具有更好的社会交往能力，而且因发病较晚而有机会积累更为丰富的社会经验，因此能够更好地在发病后重新适应社会。此外，除了在外就职，女性也更容易在家务劳动与抚育子女等活动中找到自己的用武之地，这同样会对她们产生积极的影响。

无论男女，发病更晚且原有的社会适应程度更高的患者更容易实现理想的康复。发病较晚的偏执型患者的康复状况好于发病较早的青春型，紧张型的康复状况则介于二者之间。此外，比起在不知不觉间逐渐表现出症状的类型，突然出现显著症状的患者康复得更快。很多患者的症状表现得更加轻微，反而需要付出更多的时间和努力才能实现康复。在儿童期出现的发育问题和缺乏情感反应的倾向同样是康复效果不佳的信号。对疾病具有自知力并顺从地接受治疗的患者更容易获得良好的康复效果。

哪种性格的人更容易患病

　　尽管任何一种性格的人都有可能患上精神分裂症，但从发病频率的角度来讲，人们在很早以前就发现这种疾病更容易发生在具有某种性格特征的人身上。在这种性格的定义中，最著名的是德国的精神医学家恩斯特·克雷奇默提出的"统合失调质"（更广为人知的译法是过去使用的"分裂气质"）。统合失调质的人通常不擅长社交，他们性格内向，偏好独处，经常陷入沉思，并表现出一种脱离世俗的态度。他们往往具有敏感的神经，并且体形偏瘦。

　　然而近年的研究发现，精神分裂症并不仅仅倾向于发生在统合失调质的人身上。相关研究显示，被动性是精神分裂症患者在发病前所表现出的最典型的性格特征。他们既不会主动提出想法或与他人建立联系，也很少表达不满，只是一味地回应对方的要求。而精神分裂症的被动性则表现为"被动体验"和听到谩骂或命令的幻听等症状。由此可见，出现于发病前的被动的行为模式与发病时所表现出的被动性是一脉相承的。"既听话又不让大人操心的好孩子"或"很少主动提要求的懂事的孩子"是这类人在儿童期经常给人留下的典型印象。

　　患有精神分裂症的人中频繁地出现曾经在儿童期遭受欺凌的人。经常成为欺凌的对象有可能与他们被动的性格有关。

这是因为他们在遭到攻击时既不会奋起反击，也不会主动寻求帮助或向他人倾诉。

接连发生重大生活事件时容易发病

精神分裂症是与遗传因素和神经发育障碍等生物学因素紧密相关的疾病。与此同时，它又与心理和社会因素存在联系。实际上，有很多人在持续承受过大的压力或遭遇足以改变人生轨迹的重大事件后患上了精神分裂症。长崎大学进行的调查显示，有接近80%的患者在发病前的3个月内经历过结婚、失恋、入学、入职和生离死别等重大生活事件。如果人们同时经历数起重大生活事件，就会面临更高的发病风险。在实际发病的人群中，同时面临多重压力或经历过不止一起重大生活事件的人不在少数。

急性期的开始

患者会先行出现如前文所讲的神经过敏、认知功能减退和活动性减退等表现，在此后的一段时间里，他们会无缘无故地陷入心神不宁的状态，或者频繁地把自己关在房间里。这种情况可能短期存在，也可能持续数年。身陷过度敏感的状态，他们会采取闭门不出的手段来回避人际接触和外部的刺激，并借此勉强维持内心的平衡。受困于认知功能障碍，他们难以一如既往地发挥自身的能力，并因此感到焦虑、烦躁和不安。出于自我保护的目的，他们只能远离会给自己带来压力的环境和有可能遭遇失败的状况。借助这类回避行为，有一部分人能够成功度过危险期而免于发病。

然而不幸的是，有时造成压力的状况会长期持续或接二连三地出现，有时尽管没有明确的诱因，病情也会急剧恶化。在这些情况下，患者竭尽全力才保持住的平衡就会被打破。这便是急性期的开始。虽然急性期的开始经常被视为发病的时间节点，但实际上，病情已在此前以潜在的方式进展。

阳性症状与阴性症状

精神分裂症所包含的多种多样的症状被大致分为两个类别来进行理解。一类是由中枢神经系统过度且异常的活动而引起的阳性症状，此类症状主要表现为幻听、独语（自言自语）、妄想和兴奋。另一类则是因中枢神经系统的正常活动减少或功能减退而造成的阴性症状，这类症状主要表现为活动性降低、意志减退、兴趣缺失和自闭倾向。

如果将阳性症状比作神经系统发生的"火灾"，那么阴性症状可以被理解为"火灾"的后果，即由神经系统的损伤引起的"后遗症"。然而在"火灾"以隐匿的方式发展时，"后遗症"有可能先于"火灾"表现出来。

给精神分裂症的康复造成困难的原因不仅包括阳性症状，也包括由阴性症状和后面的章节所涉及的认知功能障碍引起的功能减退。在与精神分裂症进行斗争的过程中，阴性症状往往会成为与阳性症状同样棘手的敌人。

　　精神分裂症的阳性症状主要包括幻觉、妄想、自我意识障碍、瓦解型症状和紧张型症状。除此之外，阴性症状和频繁出现的抑郁状态同样需要受到重视。

　　我希望借助具体的事例来帮助读者加深对各种症状的理解。我们不妨从最典型的症状，即幻觉和妄想入手。

2
幻觉与妄想

感觉世界变了模样

幻觉和妄想往往是急性期最早出现的症状，而其中最具代表性的是被称作"妄想心境"的症状。所谓妄想心境，是指患者感觉某些事物与以往不同，认为非同小可的状况即将发生，或感到平时习以为常的世界发生了变化，并因此惶恐不安或心神不宁的精神状态。妄想心境最典型的表现是"世界破灭体验"，受其困扰的人会陷入世界行将崩溃并走向灭亡的感觉中无法自拔。除此之外，感到自己正在被不同寻常的目光注视，认为其他人对自己的一举一动了如指掌，或感到威胁正在不断向自己逼近，也是妄想心境的典型表现。

除此之外，认为偶然发生的事件具有特殊意义的"妄想知觉"和毫无根据地突然产生离奇想法的"妄想观念"也是容易出现的症状。其他常见的妄想症状还包括坚信毫无瓜葛的事物和自己存在牵连的"关系妄想"、坚信微不足道的小事是其他人为了贬低自己而故意为之的"被害妄想"、感觉到自己正在被注视的"被注视感"、坚信自己正在受到监视的"被监视感"及坚信自己是重要人物的"夸大妄想"等。在第一章所讲的芥川龙之介的事例中，他的体验具有较强的被害妄想的色彩。而在其他情况下，患者的体验则可能兼具被害妄想和夸大妄想的色彩。

"电视台的人对我紧追不舍"

某位精神分裂症发作的青年男性在被送进精神病院后始终拒绝承认自己正在住院。他不断重申"请不要再演戏了"或"这在偷偷录制某些整人节目吧"，而迟迟不肯接受现实。在开始住院的大约 10 天内，他感觉周围的人看待自己的目光变得和以往不同，并将这种体验解释为自己的才能受到了世人的关注。他说："无论走到哪里都有人看我。我想那些人大概是电视台的星探。这说明演艺界相中了我。"有时他会问："是不是电视台的人来了？刚才有直升机飞过去了吧？"有时他还会说："对面的窗户在一闪一闪地反光，那是在给我发信号呢。我猜摄像机正在拍我。"

幻听是出现最多的症状

经常伴随妄想心境出现的症状是幻听。幻听也会被描述为"声响""心灵感应"或"耳鸣"。还有人将它形容为"耳朵里很吵闹""周围很嘈杂"或"脑袋里被装进了机器"。

精神分裂症可能引起的幻听形式各异，其中最常见的是听到有人批评自己或说自己的坏话。有时说话声来自一个人，有时也会出现很多人七嘴八舌地说坏话的情况。听到多个声音交谈的"争论性幻听"和听到有声音对自己的一举一动进行解说的"评论性幻听"被共同列为精神分裂症的典型表现。除此之外，听到自己的想法化为声音被讲出来的"思维鸣响"也被认为是典型的症状。

对自己发出命令的幻听同样常见，它们通常表现为"去做……"或"别做……"的形式。有时候，这类幻听会发出具体的行为指示，如"打自己的脸""不要睡觉"或"不可以吃"等；有时候，这类幻听也会下达较为笼统的命令，比如"成为战士"或"拯救地球"等。不少患者会对幻听言听计从并受其操纵。感觉自己被迫采取了某种并非本意的行动的体验被称为"被动体验"。与之相比，在幻听的摆布下行动的情况更为多见。对患者本人来讲，幻听的声音仿佛来自上天的启示，因此他们能从中感受到很强的真实性与约束力。很多患者即使明白自己体验到的是幻听，也难以彻底做到置之不理，并最终受其影响。

汤姆·哈雷尔的事例

汤姆·哈雷尔是演奏爵士乐的小号手兼作曲家，他作为成功克服精神分裂症的音乐家而广为人知。哈雷尔在8岁时开始接触小号，并且十几岁时就在这方面崭露头角。天资聪颖的他考入了斯坦福大学，然而从那时起，他开始表现出不安定的征兆。尽管他在

18 岁时突如其来的自杀未遂令家人感到惊慌失措，但直到年过二十之后，他才因为出现明显的幻听和缺少条理的言行而被诊断为精神分裂症。有一天，在哈雷尔喝橙汁时，幻听对他命令道："从窗户里跳出去。"接到指令的哈雷尔飞身跃向窗户。尽管他把窗户上的玻璃撞得粉碎并且被割得遍体鳞伤，但侥幸因为没有摔出窗外而保全了性命。

哈雷尔针对精神分裂症接受了精神治疗，并在超过 30 年的时间里坚持服药。在精神治疗和药物的帮助下，他不但出色地完成了紧张的演奏任务，而且在对创造力有极高要求的作曲领域也收获了成功。

如果幻听持续 1 个月以上，且体验者没有受到药物或其他物质的影响，则应考虑精神分裂症的可能。其中，"争论性幻听"和对自己的行动逐一进行讲解的"评论性幻听"对诊断具有格外重要的意义。一旦观察到这种症状，就很可能意味着精神分裂症。如果幻听持续超过 6 个月，就很难期待这种症状完全消除。在出现幻听的基础上，患者会出现"独语"和"自笑"（无缘无故地露出意味深长的笑容）的表现。此外，他们还会对幻听做出应答或对其大声斥责。

除幻听外，感觉身体疼痛或被侵入的躯体幻觉也是常见的幻觉症状。另外，尽管出现的频率较低，但幻觉症状同样包括幻视和幻嗅。

幻觉症状有时会单独出现，但在多数情况下，幻觉会和妄想作为一组症状同时出现。举例来讲，在受困于被害妄想的同时，患者可能听到有声音对自己恶语相向或在背地里说自己的坏话，也可能因感觉头部"被激光击中"而感觉到疼痛。而苦于性方面的被害妄想的女性则表示，每逢深夜都会感到自己的身体被触碰或被进入。

由此可见，在第一个事例中，幻觉可以通过妄想得到解释；而在女性患者的事例中，幻觉则配合妄想的内容产生。

"去做奴隶"

有一位年轻人表示，他经常听到有声音对自己说"去做奴隶"。这位年轻人性格怯懦，即使有想做的事，他也倾向于压抑自己的想法。尽管他清楚自己希望投身的专业方向，却仍然听从其他人的建议放弃了自己的追求，并选择了另外的道路。由此可见，潜藏于这名年轻人心底的是他认为自己不得不隶属于他人的意志之下的想法。

有一名男性患者的家人经常打电话告诫他不要铺张浪费。这名男性表示，在电话里被厉声斥责后，自己出现了幻听的症状，并且幻听的内容多是批评他的言语，如"你一天到晚乱花钱"，或"你三天两头吃零食，简直胖得不成样子"。

上述事例表明，在精神分裂症中，幻听的心理机制往往可以通过其前后的状况得以解释。即使看似离奇的内容，只要认真倾听体验者所说的话，就可以结合他们所处的状况和迄今为止的生活方式来加以理解。

被害妄想与夸大妄想是表里一体的关系

坚信自己是不可或缺的重要人物的夸大妄想同样具有各种各样的表现，其中既包括认为自己是大人物的类型，也包括认为自己为大人物所爱，甚至是其配偶或恋人的类型。不仅如此，夸大妄想还经常伴随被害妄想一起出现。例如，有些人认为自己是皇室成员的私生子并因此遭受迫害，还有些人坚信自己因具有特殊的能力而受到政府的监视。因为夸大妄想的内容会带给体验者愉悦之感，所以这种妄想一旦产生就难以被完全消除，并容易发展为长期持续的慢性症状。尽管被害妄想容易在治疗的作用下消退，但如果它与夸大妄想结合在一起，就需要另当别论。

身怀"神力"的男性

有一名曾是公务员的中年男性抱有这样的幻想：他相信自己拥有特殊的"神力"，并且可以利用这股力量来左右选举的结果和比赛的胜负。他表示当权者会因这种特殊的力量而秘密地向他的银行账户里汇款，而敌对势力则因畏惧他的神力而试图将他除掉，并迫使他辞去工作。在对自己的能力言之凿凿的同时，他并没有做出令人困扰的举动，只是平凡地过着日常生活。据他所讲，在观看电视上转播的棒球比赛时，他会带着消遣的心态使用自己的神力，并因出现预料之中的结果而乐在其中。

3

自我意识障碍

自身与外界的界限崩溃

精神分裂症的另一个典型症状是自身与外部对象之间的界限发生崩溃，且自我受到侵犯。这种症状被称为"自我意识障碍"。自身与外部对象之间的界限被称为自我边界。对精神分裂症患者来讲，他们的自我边界或是脆弱易损，或是模糊不清。他们经常出现"被洞悉感"和"思维播散"等体验。前者是指感觉自己的秘密被大家一览无余，后者是指感觉自己的想法扩散到四面八方。

"思维播散"对应的英文是"broadcasting of thought"，即"思维的广播"，是指自己的思想和秘密像广播节目一样被播放到大街小巷的感觉。请各位读者想象自己的想法和心事"被揭露扩散"并"变得人尽皆知"的感受。这是隐私被彻底剥夺的一种状态。

与上述症状相反的是，也有人会感觉自己像是被他人的想法或外来的异物侵入，并因此遭到控制。感觉他人的思考深入自己的大脑的"思维插入"、感觉自我遭到外界（外部对象）侵入的"被侵入感"和感觉自己被其他人操纵的"被控制感（被动体验）"等体验同样是典型的症状。也有人将自我意识障碍纳入幻觉和妄想的症状进行考虑。

下文列举了"被侵入感"的一个典型事例。

"自作主张地闯进来"

有一名 20 岁出头的女性患者像连珠炮一般滔滔不绝地讲述了持续发生在自己身上的不快体验。"会进到我的嘴里或是嗓子里。进来之后会自顾自地说话。还会钻进我胸口的位置，并在那里做一些下流的举动。"

在这名女性的症状中，幻听与自身被他人侵入的躯体性幻觉和妄想纠缠在一起。它们的共同点是体验者无法阻止外部对象实施的侵犯和暴行。

这名女性哪怕仅仅是与他人对上视线或擦肩而过，都会感觉对方附体到自己身上，或侵入自己的身体。因此在身处人群中时，她会感觉自己像是以一丝不挂的状态被周围的人注视甚至触碰，并为此饱受痛苦。

蒙克的《呐喊》

在罹患精神分裂症后不久，画家爱德华·蒙克创作了著名的版画《呐喊》。画中人用双手掩住耳朵，在仿佛即将被周围的世界压垮的同时大声呼喊。这幅画作栩栩如生地刻画出精神分裂症的人所看到的面目全非的世界，以及不断向他们袭来的不安与恐惧。在绘制《呐喊》时，蒙克处于精神分裂症的前驱期。过度敏感的神经令他容易产生兴奋。他不但感觉人们的视线对自己紧追不舍，还感觉自身的存在正在从脚下不断消融，并因此惶恐不安。在对种种疯狂的迹象感到不寒而栗的同时，蒙克将自己的世界破灭体验呈现了在画面之上。

蒙克的作品生动地告诉我们，精神分裂症这种疾病的核心症状是自身的存在受到威胁的体验。身陷这种体验的人感觉自己即将被外部世界压垮、侵入并破坏殆尽。

在完成《呐喊》的8年后，蒙克出现了被害妄想、被跟踪感和幻听等精神分裂症的典型症状。此时距他在20多岁时首次出现异常征兆已有十余年。

此后，蒙克感到有人如影随形地对自己实施监视，并认为对方打算在偷偷查清自己的秘密后告发自己。他听到人们不是在讲自己的风言风语，就是在对自己恶语相向，并怀疑就连新闻报道都在大肆撰写与他有关的事。他不但听到女性的声音威胁说"我要杀了你"，还会因察觉到窗外的动静而认为自己遭到包围。即使他尝试逃跑，冷嘲热讽的声音也始终对他紧追不舍。最终，蒙克向友人求助，并主动前往精神病院。

被动体验又被称为被控制感，其症状是感觉自己被迫采取了某种并非本意的行动。在伴随幻听出现时，患者会感到

"有声音对自己发号施令"；而在不伴随幻听时，患者则会感到"身体不由自主地动了起来"。有些患者甚至受到"杀了他""去死""不要吃"等幻听的支配，并言听计从地采取行动。患者突如其来地伤害自己或他人的行为常常是被动体验造成的。

有一名20多岁的男性患者经常用拳头击打自己的面部。他出拳的力道很重，甚至会把自己打得鼻青脸肿。在被问到理由时，他表示："手会不由自主地打过来。"

被动体验可以被理解为主体性的障碍。就实际情况来讲，在自己采取行动的同时，患者会感觉这种行动并非基于自己的意愿，而是被他人的意志强制的结果。

4

瓦解型症状

以缺少条理为表现的瓦解型症状

在精神分裂症的症状中，与幻觉、妄想和自我意识症状同样重要的还有言语和行为缺少条理的表现。造成这种症状的本质原因是思维的组织（条理）变得松散。布鲁勒曾将这种症状称为"联想松弛"，而现如今在日本，我们多称它为"瓦解型症状"。

尽管"瓦解"一词骇人听闻，但在英语中，它对应的单词是"disorganization"，即紊乱。换言之，这种症状表现为行为和言语欠缺条理。而这种表现的根本原因是思维陷入了混乱。

没有能力将想法组织起来的状态被称为思维障碍。出现思维障碍的人无法顺利地思考，只能断断续续地进行表达，而难以在讲话时遵循逻辑顺序。对听话人来讲，他们所说的内容显得非常难以理解。

下文列举了一个类似的事例。这段话出自一名就读于音乐学院的女大学生之口。

> 我想读更多的书……暂时没有去学校……在家里只弹过10次钢琴……（之后呢？）周围很吵闹。所以……叔叔说，要读一些正经的书……（叔叔是谁？）有一位名叫安德烈·瓦兹的黑人钢琴家，他只把这首曲子弹了一遍就出去了，母亲是美国人……因为他弹的是名为《钟》的乐曲……但是给钢琴上了锁。（是谁锁上的？）是我……现在放着书。在椅子上……

> 平井富雄
> 《亲眼所见的精神医学》

在这个事例中，女大学生所说的话漫无条理，表现出联想松弛的特点。尽管单个的词和句子可以理解，但因为她的话缺乏逻辑，只是通过自己的联想将词语连接在一起，所以对听话的人来讲，这些内容显得非常跳跃。在陷入这种状态时，说话人的思考经常发生中断（思维破裂），甚至连他们自己常常也无法把握说过的内容。这些表现都是由思维障碍引起的症状。如果状况进一步恶化，则会出现只是将词语罗列出来的"语词杂拌"的症状。

令人大呼"奇怪"的症状

患者的言行显得缺少条理还与另一个原因有关。这就是对周围的人来讲，他们想要表达的内容本身因脱离现实而显得难以理解。在这种情况下，他们使用的言语自身并不缺乏逻辑，但所表达的内容会让听话的人感觉莫名其妙。

这种状况常常伴随幻觉和妄想出现。在下面的事例中，因为说话人所讲的内容里包含只有其本人才能够明白的独特体验，所以对听话的人来讲，这些内容显得难以理解。

> 大家都在看。都在嫉妒我。结果就飞走了，我的头，飞得很远。我该如何是好呢？我受够了。请让它别再飞走了。

在这个事例中，所说的话本身是连贯的，但因为其中夹杂着其他人体验不到的知觉经验和想法，所以这些内容很难被听众顺利地理解。从一般常识的角度来考虑，我们无法揣摩其中的意思。

在遇到自己的常识和经验无法理解的状况时，人们会在心中大呼"真奇怪"。这些奇怪的表现往往也是精神分裂症的重要症状。无论是奇特的言语还是怪异的行为，都可以被视为瓦解型症状。

在下面的事例中，患者尽管没有产生明确的幻觉和妄想，却不断诉说着脱离现实且难以捉摸的奇怪内容。

> 不对劲的感觉"啪"地一下就来了。然后我的头就会咯吱作响，感觉很不舒服。如果当天洗过澡，就容易在吃饭时出现这种状况。我的骨头隐隐作痛，令我倍感疲劳。这说明漫画毒素增加了。除了睡觉，我别无选择。

这个事例中的男性经常创造并使用只有自己能明白的词

语。在表达自己的情感和感受时，他也常常使用不常见的词语和奇怪的表达方式。

尽管这个事例中的男性所说的话条理清晰，但他想要表达的意思却很难传递给听众。这是因为他使用了对自己具有独特含义的词语。例如，"漫画毒素"就是只有他本人才能理解的自造词。这种创造出独特词语的症状被称为"语词新作"。之所以出现这种症状，是因为其言语未能发挥原有的交流功能。无论是语词新作，还是以独特且奇怪的方式使用语言的表现，都可以被理解为瓦解型症状。

由此可见，奇怪的感觉是因无法共享体验和情感而产生的。换言之，这是在踏入不同寻常的世界时所产生的异样之感。从这个角度来讲，感到奇怪的并不仅仅是周围的旁观者。从精神分裂症患者的角度来讲，面对被我们称为现实的世界，他们反而会感觉奇怪和异样。在他们眼中，现实世界时而显得不自然且陌生，时而因失去了明确的意义而让他们感到既难以理解又毛骨悚然。作为布鲁勒的助手，精神医学家闵可夫斯基将这种体验称为"丧失了与现实的活的接触"，并将其视为精神分裂症的根本症状。

5

紧张型症状

　　紧张型症状以高度兴奋、身体一动不动地僵住或失去反应等症状为特征，这些症状曾经被称为紧张症。

　　紧张型症状的一种典型表现是在进入兴奋状态的同时爆发出漫无目的的剧烈运动，这种表现被称为"精神运动性兴奋"。陷入这种状态的人不仅会表现出高度的兴奋，还会做出冲动的行为。有些人甚至会突然脱去身上的衣物，没来由地跑出门外或毁坏物品。

　　与紧张型兴奋截然相反的是毫无反应的状态。处于这种状态的人虽然睁着双眼，却不会在被叫到时做出任何应答。这种状态被称为"木僵"。随着肌肉的紧张程度亢进，他们会像蜡像一样僵住不动。如果手被举起，他们就会把举手的姿势保持下去。他们可以在外力的作用下活动肢体，却不会产生自主的运动，只会一动不动地保持被摆出的姿势。这种状态被称为"强直性昏厥"或"蜡样屈曲"。这种症状在过去频繁出现，但近年来已经较为罕见。

　　木僵和精神运动兴奋可能突然交替。有时毫无反应的患者会突然进入高度兴奋的状态，有时患者会在兴奋过后陷入木僵状态。

除上述症状外，比较常见的轻度症状包括以沉默寡言为表现的"缄默症"和一味地采取拒绝态度的"违拗症"。

紧张型的症状也会出现在心境障碍中。抑郁状态可能伴随缄默症和木僵，而躁狂状态下可能出现精神运动性兴奋和木僵。精神分裂症有必要与心境障碍进行鉴别。

6

阴性症状与抑郁状态

注意精神病后抑郁状态

在急性期后，患者会暂时陷入缺少活力的状态。这种状态被称作"精神病后抑郁状态"，它会在急性恶化后出现，其持续时间短则一两个月，长则数月。在此之后，有些患者会几乎完全缓解，也有些患者会继续出现阴性症状或部分阳性症状，并转入慢性期。陷入精神病后抑郁状态的患者对自己的现状感到悲观，甚至可能出现轻生之念，因此需要被格外注意。在这个时期里，如果患者急于回到工作岗位或回归校园，就可能因为身体无法随心所欲地行动而进一步产生悲观情绪。这样的事例屡见不鲜。患者需要在充分脱离精神病后抑郁状态的基础上考虑复学、复工或求职，而不能仅仅因为阳性症状好转就立即投入此类活动。

阴性症状并非懒惰的表现

意志减退、缺乏兴趣和避免与人接触的倾向都是常见的阴性症状。曾经爱干净的孩子会因嫌麻烦而不洗澡也不刷牙。他们不仅很少收拾房间，而且对自己的仪容和穿着也满不在乎。许多曾经勤奋好学的孩子不再一如既往地伏案苦读，即使坐在书桌前，他们也难以集中精力，学习效率也随之一落千丈。除此之外，他们还会回避人际交往，并变得不喜欢外出。

患者的家人很容易将阴性症状误解为懒惰的表现，并以缺少包容的态度对患者横加指责。一旦出现这种情况，患者的自信心就会进一步受到打击，所体验到的被疏远感和具有被害色彩的想法也会有所增强。为了避免一味施压导致患者的病情恶化，加深对阴性症状的理解是至关重要的。在后面的章节中我们会讲到，在不断进步的药物治疗手段和康复训练的共同作用下，阴性症状得到改善的事例正与日俱增。

在多数情况下，阳性症状在急性期表现活跃，而阴性症状则在间歇期表现得更加明显。然而即使是首次发病，在前驱期持续的时间较长或未能实现完全缓解的情况下，阳性症状和阴性症状也会同时存在。在阴性症状逐渐出现的过程中，受其困扰的患者会在学习和人际交往等方面丧失原有的积极性。他们或是成绩下降，或是不再和朋友一起玩耍，或是更愿意将自己关在房间里。在此基础上，他们不但会逐渐出现失眠、独语和自笑等表现，还会产生被害妄想和脱离现实的言行，并最终在某种诱因的作用下陷入兴奋状态。这便是疾病进展的典型过程。

精神分裂症与闭门不出

在精神分裂症发病后，患者往往会陷入闭门不出的状态。受到幻听、被害妄想和关系妄想等疾病性体验的影响，神经过敏的患者很容易在接触外部世界时体验到巨大的压力和痛苦。一旦走到外面，他们就会感觉他人的视线乃至空气都在对自己横加指责，并因此感到被世界疏远，或觉察到某种令自己不寒而栗的异常。此外，他们也有可能感觉自己遭到来自外界的威胁甚至侵犯。受此影响，有些患者会减少外出的频率，有些患者会为了躲避他人的视线而只在深夜外出。

还有众多患者不仅避免外出，甚至还会抵触离开自己的房间。躲在拉起窗帘的昏暗房间里蒙头大睡是这类患者的典型表现。出现这种情况时，他们的积极性和活力都会随之降低。他们既无心打扫房间，也无心注意自己的仪容和穿着，并因此变得不修边幅。一方面，他们既不洗澡也不洗头，即使蓬头垢面也满不在乎；另一方面，他们也会逐渐失去穿衣的品位，哪怕衣冠不整或打扮得不合时宜也丝毫不放在心上。

精神分裂症可能是一个人闭门不出的原因。我们有必要在脑海中保有这种意识。

精神分裂症的诊断

持续时间和功能减退的表现同样重要

如前文所讲，精神分裂症的症状不仅多种多样，而且在发病的数年前，有些症状已经以隐匿的形式先行出现。更为棘手的是，在迄今为止讲解过的症状中，无论哪一种都不能被单独作为精神分裂症的诊断依据。

那么，精神分裂症究竟该如何诊断呢？现如今被普遍采用的诊断标准是由美国精神病学会编制的《精神障碍诊断与统计手册》第四版，即 DSM-4。根据该标准，只有当症状、功能减退、持续时间及与其他疾病的鉴别都满足相应条件时，方可做出精神分裂症的诊断。

首先，就症状和持续时间来讲，需要满足的条件是至少出现幻觉、妄想、言语紊乱、紧张型行为和阴性症状 5 种症状中的 2 种，并且每种症状持续至少 1 个月。争论性幻听、评论性幻听和妄想被认为是精神分裂症的特异性症状，只要出现其中一种即可视为满足条件。除此之外，2 种症状出现的时期不要求一致，并且如果治疗起到了效果，则症状持续的时间可以短于 1 个月。

其次，在学习、工作和社会性活动等方面出现功能减退也是必要条件。与此相关的表现具体包括学习成绩下降、难以专心工作、回避人际交往和无法照顾自己等问题。

再次，症状持续的时间超过 6 个月。在此期间内，症状可能在一段时间内有所减轻，但患者尚未完全康复。如果症状持续的时间不足 6 个月，则暂时将其诊断为精神分裂症样障碍。

最后，作为鉴别诊断的标准，需满足的必要条件是症状不能归因于心境障碍、分裂情感性障碍、某种物质的作用及躯体疾病的影响。如果症状只出现在躁狂或抑郁发作的时期，则应该考虑心境障碍的诊断。此外，如果已经存在广泛性发育障碍的诊断，则只有在幻觉或妄想等症状持续至少 1 个月时才能做出精神分裂症的诊断。

由此可见，在诊断时需要重视的不仅是症状，发展过程和功能减退的表现具有同样重要的意义。为了追溯疾病的发展过程，在对患者进行询问的同时，也有必要向其家人和相关人士征集信息。如果患者的家人能将发病的经过梳理清楚，并告知医生患者在不同阶段的具体表现，就能大幅提高诊断的准确性。

症状持续 6 个月是确诊的必要条件

在症状与精神分裂症相符的前提下，基于现行的诊断标准，如果患者在 1 个月内康复，则诊断为"短暂精神病性障碍"；如果在 1~6 个月内康复，则诊断为"精神分裂症样障碍"。只有在经过 6 个月后仍然存在残留的症状或影响时，才能诊断为精神分裂症。由此可见，从发病开始症状持续至少 6 个月是精神分裂症确诊的必要条件。

此外，病名也有可能发生变化。举例来讲，如果患者在首次发作后经过 3 周的时间康复如初，则诊断为"短暂精神病性障碍"。如果在 1 年后患者出现了同样的症状，并在 3 个月后康复，则诊断为"精神分裂症样障碍"。假如在一段时间后相同的症状复发，并且康复所需的时间超过 6 个月，那么此时，才将其诊断为"精神分裂症"。这种分为三阶段的诊断体系可谓有利有弊。一方面，这种诊断体系有助于避免因过早下定结论而造成的过度诊断；另一方面，盲目乐观的患者会因误以为病情是一过性的而中断治疗，并眼睁睁地任由症状不断发展。

可能的检测手段

如前所述，在诊断精神分裂症时需要综合考虑症状、发展过程以及与生活和工作相关的功能受损等因素。以磁共振成像（MRI）为首的影像学检查、血液检查和心理测验等手段无法对精神分裂症进行诊断。然而在不久的将来，这种状况可能出现大幅改观。

在日本，通过检测与精神分裂症相关的基因来进行诊断的技术已经研发成功[1]，采用该技术进行检测的工具也已进入研发阶段。该技术在采集少量血液的基础上对其中约 10 种相关基因的信使 RNA 及其关联蛋白进行检测，并借助基因的表达量来预测精神分裂症的发病风险。如果基因表达量超过一定的标准，则判断为发病。据称，该工具能以 80% 的准确率区分患者和健康人。然而，这种技术不仅会将病因与目标基因无关的患者判定为未发病，也存在将没有发病的人判定为发病的"假阳性"的风险。不过就后一种情况来讲，可以认为它有助于提前发现将来发病的风险。

即使这种检测工具不能独立地对精神分裂症进行准确的诊断，也有助于提示潜在的风险。结合这一点来考虑，这种技术可能成为有效的辅助检测手段。

此外，精神分裂症还可能使探索性眼球运动变得迟缓。结合这种表现，借助可以记录眼球注视点的运动轨迹的眼动仪来诊断精神分裂症的手段也处于研发之中。

新的分类方法

现如今被普遍使用的分类方法是以症状和发展过程为基准的。除此之外，也有人尝试直接从病理学的角度进行分类。

宾夕法尼亚大学的研究团队根据大脑的形态和认知功能

---

1. 这个研究成果在 2008 年被提出，当时说技术成功了。但除此之外没有找到其他的相关信息或报道。这本书在日本发行的时间是 2010 年，可能距离这个技术比较近。不太清楚这个技术现在是什么状态。——译者注

将被诊断为精神分裂症的人分为 3 组：

第一组为颞叶的体积减小的类型，该类型表现为明显的注意障碍和瓦解型症状。此类患者发病早，且年轻男性居多。该类型约占患者总数的 20%。

第二组是额叶发生变化而颞叶未发生异常的类型。该类型约占患者总数的 30%。

第三组是额叶和颞叶均未发生明显变化的类型。尽管此类患者会出现轻度的记忆障碍，但他们的认知功能受损程度较轻。该类型被认为能够实现最为理想的康复。

2004 年，日本国立精神·神经研究中心病院的研究小组对脑成像检查的数据进行了分析，并在此基础上提出了精神分裂症的发病会经历两个阶段的假说。在第一阶段中，颞叶的体积会变小。该理论认为这个阶段与导致精神分裂症容易发病的脆弱性有关。而在第二阶段中，额叶的体积会变小，症状也会随之有所体现，并最终走向发病。

随着研究的进展，诊断的依据将不再局限于症状和发展过程。想必基于病因和病理学状态做出的诊断也会在今后应运而生。

8

呈现类似状态的障碍

有些疾病尽管症状与精神分裂症相似，但并非精神分裂症。还有些疾病在就诊的阶段尚不能诊断为精神分裂症。因为具有上述特点的疾病不在少数，所以把握它们与精神分裂症的区别就显得至关重要。

短暂精神病性障碍

如上一节所讲，出现与精神分裂症相似的症状但在 1 个月内康复的情况被诊断为短暂精神病性障碍。尽管这种疾病多是由较大的精神压力引起的，但也有不存在明确的压力源却仍然发病的情况。在数天到两三周的时间里，患者会出现一过性的幻觉、妄想、缺少条理的行为和紧张型症状，并在 1 个月内康复如初。

短暂精神病性障碍在西方发达国家较为罕见，在出现幻觉、妄想、瓦解型症状和紧张型症状的情况下，患者经常需要较长时间才能康复。与发达国家不同的是，在发展中国家，病情突然发作但症状迅速消退的短暂精神病性障碍出现的比例很高。

短暂精神病性障碍出现的比例高意味着慢性精神分裂症出现的比例较低。从另一个角度来讲，可以认为在发展中国家里存在促使精神疾病在短时间内康复的因素，而在发达国家里存在导致精神疾病迁延为慢性疾病的因素。

另有观点主张短暂精神病性障碍和精神分裂症是病因不同的两种疾病，并认为将两者混为一谈的做法是错误的。如果该观点成立，就意味着精神分裂症在发展中国家较为罕见。然而这样一来，就会与精神分裂症的发病率在人类的所有社会中相差无几这一迄今为止被普遍接受的定论相矛盾。如果假设引发精神分裂症的基因较为均匀地分布在全人类中，那么在发展中国家迅速康复的精神疾病在发达国家容易迁延为慢性疾病的假设就能够成立。

为了证明这一假设，美国的精神医学家理查德·华纳借用了非洲的班图族的事例。在对班图族的精神分裂症患者进行治疗时，接受西方疗法的患者未见起色，而采用班图族的方式进行处理的患者则经历了理想的恢复过程，并在短时间内成功康复。

精神分裂症样障碍

如果同样的症状持续的时间比短暂精神病性障碍更长，并在 6 个月内完全消退，则这种情况就属于精神分裂症样障碍。如果症状或功能减退在 6 个月后仍然存在，则病名会变更为精神分裂症。此外，即使通过药物治疗消除了症状，如果患者仍需继续用药且伴随功能减退，则同样诊断为精神分裂症。

在欧洲，精神分裂症样障碍的发病率仅为精神分裂症的五分之一左右。而在发展中国家，精神分裂症样障碍出现得更多，且其发病率与精神分裂症大致相同。此外，这种疾病在日本出现得也较多。造成这种现象的原因之一是非典型精神病在日本较为常见。我们会在后面的内容中提到这种类型。

诗人中原中也的事例

日本诗人中原中也生前创作了《山羊之歌》和《往日之歌》两部诗集。在 29 岁那年的 11 月，中原中也的爱子文也因小儿结核病离开了人世。此后不久，在丧子之痛和因日夜照看病人而积累下的疲劳的双重折磨下，中原中也遭到被害妄想和幻听的侵袭。有时，他会说自己听到参加葬礼的街坊四邻在悄声说他的坏话，或者听到巡警的脚步声；有时，他会突然大喊"屋顶上有条白蛇。就是它把文也咬死了的"；有时，他会待在房顶上一动不动。这些异常的举动引起了人们的注意，他也因此在翌年的 1 月被送入千叶寺疗养院。此前，中原曾在 25 岁时因《山羊之歌》未能顺利出版而陷入被害妄想。在这次住进千叶寺疗养院 1 个多月后，他从医院逃回了家中。在当时的疗养日记中，他以彬彬有礼的口吻和工整的字迹记录下每天为康复而勤于训练的情况。在住院后，他的状态似乎在很短的时间内就稳定了。中原中也从发病到住院经过了2个月左右的时间，并且在此期间出现了幻觉、妄想和缺少条理等症状。结合这两点来考虑，他有可能被诊断为精神分裂症样障碍。然而考虑到他刚刚经历了丧子之痛，又在发病不足3个月后康复，他的表现也可能是因失去至亲而产生的居丧反应。

心境障碍

在患有抑郁症或双相障碍（躁狂抑郁症）的情况下，患者同样会出现幻觉、妄想、精神运动性兴奋和木僵等精神病性症状，因此心境障碍也时常被误解为精神分裂症。过去，精神分裂症的概念所覆盖的范围比现在更广，因出现幻觉或妄想而被诊断为精神分裂症的患者不在少数。诊断心境障碍的关键点在于精神病性症状仅伴随强烈的躁狂或抑郁的症状出现，而一旦心境恢复平稳，这些症状也会随之消失。

分裂情感性障碍

分裂情感性障碍是指精神分裂症的症状与表现为躁狂或抑郁的心境障碍同时存在的状态。它的特征是幻觉或妄想的出现与心境障碍无关。分裂情感性障碍的诊断需满足两个条件，其一是在符合精神分裂症的诊断标准的同时，心境障碍几乎始终存在，其二是在未伴随心境障碍时，幻觉或妄想持续超过两周。

如果心境障碍的症状只是偶尔出现，则将其诊断为精神分裂症。如果幻觉或妄想只伴随心境障碍的症状出现，则将其诊断为心境障碍。

从符合精神分裂症的诊断标准这一点来看，分裂情感性障碍会进入伴有功能减退的慢性发展过程。与心境障碍相比，这种病的康复状况更不乐观。

非典型精神病

非典型精神病是病情呈周期性或间歇性（尽管出现反复恶化，但在两次恶化之间逐渐康复）反复的急性精神疾病。这种疾病同时存在精神分裂症和心境障碍的症状，并且常伴有以梦样状态为代表的意识障碍。尽管其症状会令周围的人瞠目结舌并给人以病入膏肓的印象，但这种疾病的康复状况较为理想，经过两三个月便可康复如初。最早使用"非典型精神病"这一名称的人是德国的精神医学家卡尔·莱昂哈德。此后，日本的精神医学家满田久敏对这种疾病进行了独立的研究，并发现它与遗传因素密切相关。此外，他还注意到非典型精神病患者的脑电波出现异常的频率很高，患者也经常存在癫痫的家族史。在诊断上，满田重视患者出现的意识障碍。在双相情感障碍（躁狂抑郁症）中，既存在伴随意识障碍的类型，又存在不伴随意识障碍的类型。满田在研究中发现这两种类型在遗传学上具有独立性，并在此基础上指出非典型精神病与伴随意识障碍的双相情感障碍存在近缘性。

　　然而"非典型精神病"这一病名仅在以关东为分界的日本关西地区被广泛使用。在以关东为分界的日本关东地区，它的使用频率较低。这种情况也导致该病名经常引起误解和混乱。

　　在此基础上，非典型精神病与分裂情感性障碍的关系进一步加剧了这种混乱。即使在专业人士中，认为这两种疾病几乎别无二致的人也不在少数。根据卡尔·莱昂哈德和满田久敏的理论，非典型精神病是一种几乎可以彻底康复的急性精神疾病，其特征是即使反复发作也不影响康复效果。而分裂情感性障碍则是符合精神分裂症的诊断标准并且会经历慢性过程的疾病，因此其康复状况难称理想。由此可见，非典型精神病与分裂情感性障碍不尽相同。

　　在以半年内康复为诊断标准的"分裂情感性障碍"中，康复状况理想的类型会呈现出相应的特征。DSM-4 将此类特征罗列如下，并认为如果出现其中 2 种就可能提示理想的康复效果：

- 急性的过程。指在出现发病征兆后的 4 周内表现出精神病性症状；
- 在症状的高峰期伴随意识障碍。指病情进一步恶化时出现一过性的错乱或意识不清的状态；
- 在发病前具备较好的社会适应能力；
- 没有出现情感迟钝或情感平淡的表现。

上述特征恰恰与非典型精神病的特征相符。

实际上，在被诊断为非典型精神病的患者中，有一部分会随着病情不断反复而逐渐失去完全缓解的可能性。在这种情况下，如果依据国际通用的分类方法，则会将其诊断为分裂情感性障碍或精神分裂症。

之所以会产生上述分歧，是因为两种疾病的命名方式存在根本的差异。非典型精神病的命名以遗传学研究为基础，且重视病因，而分裂情感性障碍和精神分裂症则是在根据症状进行分类后确定的病名。

妄想型人格障碍

此类障碍的患者仅出现妄想，而没有幻觉和瓦解型症状等其他表现。如果从患者所处的状况出发，那么他们的妄想会显得容易理解。这一点被视为妄想型人格障碍所具有的特征。妄想型人格障碍中常见的妄想包括被害妄想、钟情妄想和躯体性妄想。此外，与精神分裂症相比，妄想型人格障碍不容易引起功能减退。从表面上看，有些患者会表现出较为正常的生活状态。

边缘型人格障碍

尽管边缘型人格障碍以强烈的自我否定倾向和在两个极端之间交替的心境与人际交往状态为特征，但有时患者也会一过性地出现幻觉、妄想和错乱等精神病性症状。因此边缘型人格障碍有可能被误诊为精神分裂症。

分裂样人格障碍

分裂样人格障碍的特征是对他人漠不关心，且缺乏喜怒哀乐等情感反应。这种障碍的患者往往喜欢独处。他们回避与他人建立亲密的人际关系，经常默默无闻地生活。分裂样人格障碍患者被认为具有与精神分裂症相关的遗传因素。

人格失调

人格失调的特征是在对他人漠不关心的同时出现脱离现实的想法，因此患者常常被认为是与周围格格不入的怪人。与分裂样人格障碍患者相比，人格失调患者保有情感反应，并且可以进行一定程度的人际互动。但与此同时，他们也具有比分裂样人格障碍患者更不稳定的一面。这种障碍同样被认为与精神分裂症存在遗传学上的联系。

广泛性发育障碍

广泛性发育障碍的特征包括：对人际关系抱有消极态度且缺乏人际交往的技巧，难以理解他人所表达的情感或意图，以及过分执着于自己的标准并出现重复性的行为。其患者可能因受到压力而一过性地表现出与精神分裂症类似的状态。

精神分裂症：你尚未知晓的事实

只有在明确的幻觉或妄想等精神病性症状持续超过 1 个月，且功能减退持续超过 6 个月的情况下，才会诊断为精神分裂症（包括以控制症状为目的的药物治疗持续超过 6 个月的情况）。

第四章

精神分裂症与认知功能障碍

重新获得关注的认知功能障碍

近年来，在阳性症状与阴性症状之外，精神分裂症所包含的另一种症状备受瞩目。这便是认知功能障碍。

最早注意到精神分裂症中的认知功能障碍的人是为这种疾病下定义的克雷佩林，这一点从他所采用的病名"早发性痴呆"中也可见一斑。然而后来的研究者布鲁勒发现这种疾病的康复效果非常理想，并在此基础上提出了现在的病名。随着这种改变，精神分裂症的症状中不存在包括智力障碍在内的认知功能减退逐渐成了共识。

不过布鲁勒本人同样意识到了认知功能障碍的存在。他关注的重点在于注意障碍。他发现精神分裂症的患者很容易为无关的事分心，而难以将注意力集中在重要的任务上。

然而这种症状被更加显著的症状埋没，因此未能得到太多的重视。当时的观点是，认知功能减退是阳性症状和阴性症状造成的。

进入 19 世纪 80 年代后，有研究发现短时记忆和注意等认知功能的减退会先于阳性症状和阴性症状出现。在此基础上，精神分裂症中的认知功能障碍重新获得了关注。有数据显示，75%~85% 的精神分裂症患者会出现认知功能障碍。时至今日，认知功能障碍已经被视为精神分裂症的核心症状。

实际上，认知功能障碍往往始于阳性症状出现之前。不仅如此，在阳性症状和阴性症状均得到改善后，认知功能障碍也容易残留下来。可以确定的是，认知功能障碍关系到患者未来的康复状况，并且对其社会性功能和职业能力尤其具有深远的影响。

此外，尽管人们经常产生误解，但认知功能障碍的发生与抗精神病药的作用并无关联。

认知功能障碍不仅在其他症状出现好转后仍然长期存在，而且很难被发现。它会成为精神分裂症患者回归社会或职场的绊脚石，甚至令他们的日常生活陷入困境。

另外，认知功能障碍较为严重的人不但难以按医嘱服药，而且很容易中断治疗，因此难以出现理想的治疗效果。在精神分裂症患者中，有些人会因病情反复而多次住院，也有些人在康复后从未复发。二者之间的差异与患者是否出现认知功能障碍有关。

认知功能的组成要素

认知功能，是指从自己所处的环境中获取信息，对其进行处理，并在此基础上采取行动来更好地适应环境的能力。这些能力包括汲取必要的信息所需的注意与记忆能力、结合信息形成概念并进行逻辑思考的能力、根据目的或预期制订计划并高效地完成任务的能力以及辨别对方的情感和意图并恰当地处理人际关系的能力。

认知功能包括注意力、工作记忆、言语能力、视知觉和空间知觉、整合能力、执行能力以及社会认知等多方面的能力。其中尤为容易出现问题的是下列 7 种。这 7 种能力并非独立存在，它们之间存在关联性。

- 注意力：包括觉察变化的能力、在噪声中将注意力集中于特定对象的能力和保持专注的能力等
- 工作记忆：类似于记事本的短期记忆
- 言语能力：学习、理解并使用语言的能力
- 视知觉和空间知觉：与视知觉和空间知觉有关的学习能力和行为能力
- 整合能力：形成概念的能力、抽象能力和逻辑思维能力
- 执行能力：制订计划、做出判断并高效地执行
- 社会认知：识别对方的容貌和表情并辨别对方的各种情感和意图

在提到认知功能时，人们通常会想到记忆和注意等与学习有关的能力。除此之外，整合能力、执行能力和社会认知同样重要。

人们较早地了解到精神分裂症患者会出现注意力、工作记忆和整合能力的减退。而近年来，患者在执行能力与社会

认知方面出现的功能减退也逐渐受到重视。

在阳性症状已经消退且阴性症状得到改善的情况下，有些人在学业或工作上的进展仍然难以达到原有水平，甚至在过程中屡屡碰壁。之所以频频遇到这类问题，正是因为他们出现了认知功能障碍，并且尚未从中彻底康复。举例来讲，经常困扰患者的问题是处理工作的速度大不如前。这种表现与执行能力障碍有关。

如果患者在没有意识到这一点的情况下盲目地付出努力，就很容易因为没能取得理想的成绩而体验到焦躁感和压力，并最终失去自信。患者有必要明确是哪一项认知功能发生了减退，并在此基础上进行有针对性的康复训练。

认知功能障碍的损害程度存在很大的个体差异，有些人的认知功能出现大幅减退，也有些人的相关能力几乎不受影响。此外，出现减退的能力也因人而异，迄今为止人们尚未发现与精神分裂症存在特异性关联的具体功能。

需要注意的另一点是，不少患者在精神分裂症发病前已经出现认知功能障碍，但无论患者本人还是周围的人都没有意识到它的存在。在仔细倾听并深入调查的基础上，往往可以通过种种迹象证实患者的注意力、执行能力和社会认知功能在发病前就有所下降。而在这些患者中，可以被判断为患有轻度发育障碍的人也不在少数。

在这种情况下，需要格外注意的是避免设立不切实际的目标，并在充分理解所患障碍的基础上不急不躁地稳步进行康复。此外，在避免一味地关注弱势能力的同时充分发挥能够成为优势的能力也是至关重要的。

可以成为预警信号的注意障碍

在认知功能障碍再次获得重视的基础上，有一个事实引起了人们的广泛关注，这便是注意障碍会在精神分裂症发病的数年前先行出现。一项长期针对精神分裂症患者的子女和健康人的子女进行调查的研究表明，在出现精神分裂症的组别中，绝大多数被调查者在 12 岁时便出现了注意障碍，而在没有出现精神分裂症的组别中，出现注意障碍的被调查者寥寥无几。该研究发现，在 12 岁时存在的注意障碍与精神分裂症发病之间的相关性达到85%，表现出很高的特异性。换言之，如果根据 12 岁时是否出现注意障碍来预测未来是否会发生精神分裂症，则准确率可以达到85%。

注意障碍的严重程度在精神分裂症发病的前后几乎一致，而不会在发病后明显加重。此外，其严重程度也基本与精神分裂症的康复状况无关。这说明注意障碍是基于原有的生物学特性产生的，它不但不因精神分裂症的症状而恶化，而且与导致精神分裂症发病的生物学脆弱性存在紧密的联系。

总而言之，注意障碍是对精神分裂症的发病风险具有提示作用的重要预警信号。特别是在直系亲属中存在精神分裂症患者时，注意障碍具有强的预测意义。在这种情况下，从理论上讲，如果能在留意有无注意障碍的基础上及早采取预防性措施，就有可能实现更为理想的康复效果。尽管如此，在通过注意障碍进行预测时仍有15%的人可能出现假阳性。考虑到错误的预测可能造成的危害，这种方法并未应用于医疗实践。

即使没有出现精神分裂症，存在注意障碍的人也具有出现人格失调的倾向。

频频反问的男性

有一名男性患者不但智慧过人，而且既有耐心又不缺乏专注，看上去像是工作上的一把好手。但是在实际工作的过程中，他却屡屡碰壁。他的一大问题是无法当即领会他人的指示，并因此向对方提出反问。尽管他能在对方重复后理解指示，但是在处理任务的过程中，他仍然无法在临时被交代其他事时做出任何反应。在处理紧急的工作时，同事很容易对他的状态感到恼火。这名男性在日常生活中也经常反问对方："嗯？你说什么？"他不能迅速地转移注意力，因此总会听漏对方在最开始说的话。

选择性注意与持续性注意

在注意障碍中，既包括"选择性注意"的障碍，又包括"持续性注意"的障碍。选择性注意是指将注意力集中于某一特定的刺激并忽略其他干扰性刺激，持续性注意是指在一段时间内保持注意。在出现精神分裂症时，这两种注意都容易发生减退。

选择性注意发生减退的人不但难以在嘈杂的环境中听到对方说的话，还会在同时处理两项任务时遇到困难，或花费大量的时间。不仅如此，他们既不擅长迅速转移注意力，也很难做到连续转换注意的对象。

持续性注意出现障碍的人不但容易因注意力涣散而表现得粗心大意，也很难长时间保持专注。

在第二次世界大战中，为了应对纳粹德国的空袭，英军非常重视监测雷达图像的任务。然而在实际执行监测任务时，如果想要尽量避免看漏敌机，就会出现将噪点误认为战斗机的问题。受到军方的委托，心理学家唐纳德·布罗德本特对这一问题进行了研究。研究结果表明，注意包括识别和分类等两项功能，并且这两项功能相互制约。如果识别的灵敏度提高，则分类的精确度会下降；反之，如果分类的精确度提高，那么识别的灵敏度就会降低。解决这个两难情境的有效手段是设置过滤机制。在雷达监测任务中，过滤机制是将重复出现的信息视为不重要的信息并加以排除。有了这个简单的过滤机制，雷达监测员得以避免被多余的噪声分散注意力，并提高观测的精度。

精神分裂症患者被认为具有较弱的过滤功能。因为无关的噪声全部被作为信息接收进来，所以处理能力很容易不堪重负。在此基础上，选择性注意和持续性注意都会减退。

与过滤功能有关的问题不仅限于注意障碍。请读者回忆分类的精确度会随灵敏度的提高而下降的原则。当感觉处于过度敏感的状态时，人们很容易对事实产生误解。他们时而将不具有敌意的对象视作敌人，时而因他人细微的动作或表情而感觉自己受到威胁或鄙视。由此可见，注意障碍与妄想知觉和幻觉等症状存在联系，而此类具有妄想性的认知正是精神分裂症的核心症状。

信息容易过载

在同时接收大量信息时，即使是健康的人也会感到压力。此时，他们的瞳孔容易因交感神经紧张而放大。为了不在众多的信息中错过重要的内容，他们在绷紧神经的同时全神贯注。通过测量瞳孔的开放程度，研究者可以调查信息所造成的负担的程度。在利用这种方法对健康的人和精神分裂症的人进行比较后发现，对精神分裂症患者来讲，即使相比而言很少量的信息接收也会引发过载。

尽管这种状况可能是信息处理容量较小造成的，但信息过滤功能的问题和选择性注意的障碍同样是其成因之一。在注意资源因无关的信息泛滥而无法有效地集中于重要的信息时，处理功能就容易停止运转。尤其是在不得不同时处理两项任务时，由于注意资源难以有效地分配，处理的速度会大幅下降。信息处理，是指从接收到的信息中提取所需信息的过程，而这一过程的重点是对信息进行识别和取舍。

对信息进行识别和取舍即信息过滤，这是信息处理过程中至关重要的一环。可以认为在出现精神分裂症时，正是信息过滤功能无法正常运转，才会引发过度敏感或混乱的状态。

在人脑中，承担信息过滤功能的是被称为丘脑的区域，它被称为丘脑过滤器。通过感觉器官输入的信息在这里得到筛选。当信息即将超出前额叶的处理能力时，丘脑过滤器会在获得反馈后降低灵敏度，并减少传递给前额叶的信息量。这便是丘脑过滤器的工作机制。有理论认为精神分裂症患者所具有的反馈功能较弱，因此过量的信息仍然会被源源不断地输送进来，并造成信息溢出。

如布鲁勒的理论所讲，精神分裂症患者选择闭门不出正是为了避免信息过载。由此可见，无论是以思维和行动失去条理为表现的瓦解型症状，还是以高度兴奋或毫无反应为表现的紧张型症状，其原因都可能是信息处理发生了滞后。而信息处理滞后的本质则是过滤功能的问题。

工作记忆先行减退

注意、学习、处理速度、对语言和文字的理解以及视知觉和空间知觉等要素构成了各种认知功能的基础能力，而与这些要素密切相关的便是工作记忆。工作记忆是指在处理任务的过程中暂时进行记忆的能力。在工作记忆减退时，人们不但会忘记计算进行到的步骤或打算从事的活动，还会完全无法理解别人说的话和自己读到的文章所讲的内容。

工作记忆的减退同样会出现在精神分裂症中。不仅如此，这些表现往往在发病前先行出现。即使精神分裂症的症状得到彻底改善，工作记忆的减退也容易残留下来。如果年轻人出现工作记忆减退的表现，就需要注意观察是否存在以注意障碍为首的其他认知功能障碍。在出现其他认知功能障碍时，则有必要留意有无阴性症状或轻度的阳性症状。假如他们有患精神分裂症的直系亲属，就需要格外予以关注。不过其他原因同样可能造成工作记忆减退，这些原因也包括抑郁状态和物质滥用。此外，存在学习障碍的人有可能在最初只有工作记忆出现减退。如果遇到这种情况，就有必要回顾他们的专注力、处理信息的速度和言语理解能力在过去几年里是否表现出逐渐减退的趋势。

难以适应刺激

精神分裂症的根本障碍之一是易激惹。具有这种特性的人往往过度敏感，即使经历相同的体验，他们也会感到更强的压力。易激惹的人会被无关的刺激分散注意力，因而难以保持专注。他们不但容易因鸡毛蒜皮的小事而受伤，还经常从不值一提的细节里感受到恶意。

易激惹的特性主要根源于生物学因素。前脉冲抑制功能极端低下被视为易激惹的生物学基础之一。不仅如此，该功能的低下也与信息过滤功能减弱存在联系。前脉冲抑制是指在预先被给予刺激的基础上，在下一次受到相同的刺激时反应会受到抑制的现象。前脉冲抑制被视为适应现象的基础。

举例来讲，假设我们面前放着一个惊吓盒。在第一次打开盒盖时，任何人都会因为突然弹出的假人头而大吃一惊。不过在重复这个过程时，我们就不会受到太大的惊吓。然而精神分裂症患者很难对惊吓产生适应。换言之，在体验过一次后，他们仍然会出现相同的惊吓反应。即使预先知道将要发生的事，他们的情绪反应也难以抑制。

因为精神分裂症患者具有上述特性，所以即使身处其他人很少感到不愉快的环境，他们也容易感到周围充满令自己紧张的威胁，并因此心生不快。正因如此，他们不但难以迅速适应环境，还很容易在此基础上积累疲劳与压力。由此可见，前脉冲抑制的缺失可以被视为难以承受负担及适应性不佳的原因。

容易兴奋的海马体

上述现象也可以在脑电波和神经元的层面观察到。脑电波是大量的神经元同时发生兴奋产生的。通过附着在大脑表面的电极，我们可以记录对应区域的电位变化。例如，在听到声音时，电位在 50 毫秒后首先发生正向变化，并在随后出现负向变化。而在连续两次听到声音时，大脑对第二次听到的声音只会产生很小的反应。然而，因为精神分裂症患者的前脉冲抑制较弱，所以他们的大脑会对两次听到的声音产生同等程度的反应。

实际上，在 50 毫秒后出现的较大反应发生在海马体的 CA3 区。当位于 CA3 区的锥体细胞群同时进入兴奋状态时，它们能够产生即使在大脑表面也可以测量到的强电位变化。海马体是可以引发高度兴奋的器官，这个器官引发的过度兴奋是癫痫的主要原因之一。海马体的 CA3 区不仅接收视觉和听觉信息，储存于大脑皮质的信息，即记忆也会传入这个区域。在这个区域中，感觉的表象会与过往的信息和识别结合。我们之所以能感知每个瞬间的状况，正是因为 CA3 区的作用。在出现阿尔茨海默病时，记忆和定向力（对自己在何时何地从事何种活动的认识）会因海马体受损而发生障碍。

CA3 区过度兴奋的最终结果是癫痫发作。为了避免这种状况，该区域存在抑制兴奋的构造，这便是 γ - 氨基丁酸（即 GABA）能中间神经元。当锥体细胞产生兴奋时，GABA 能中间神经元也会随之进入兴奋状态，并释放抑制性递质 GABA 来抑制兴奋。GABA 能中间神经元既可以与靶锥体细胞直接结合并产生抑制作用，也可以与为靶锥体细胞输送兴奋性信号的轴突末梢结合，并在锥体细胞的"边境"处抑制兴奋性递质的释放。为了加以区分，这种"边境策略"被称为突触前抑制，而直接对靶锥体细胞进行的抑制被称为突触后抑制。

突触前抑制起效稍晚，但持续的时间较长。有观点认为，前脉冲抑制之所以能够发生，正是因为在突触前抑制的作用下，对重复出现的刺激做出的反应得到了限制。由此可见，前脉冲抑制的缺失表明突触前抑制的作用较弱。难以适应刺激且容易出现惊吓反应的表现可以认为是突触前抑制造成的。

突触前抑制的意义不仅限于抑制过度的反应。只有在过度反应得到抑制的基础上，更为精密且细致的控制才能实现。之所以这样讲，是因为在容易发生过度反应的状态下，即使输入的只是似是而非的刺激，大脑也会因为出现兴奋而难以进行精细的区分或鉴别。于是这类人容易疑神疑鬼、草木皆兵。简而言之，处于这种状态的人容易产生过度的联想和误解。由此可见，无论是缺少条理且组织松散的逻辑思维，还是不加区分地将假想和实际情况混为一谈的现实认知，其背后的原因都可能是缺少海马体 CA3 区的突触前抑制。

如前文涉及注意障碍的内容所讲，过度敏感会导致分类的精度降低。妄想性认知和表现为联想松弛的松散的思维状态也可能与海马体的突触前抑制较弱有关。由此可见，在理解精神分裂症时，突触前抑制缺失导致 CA3 区过度兴奋的生理机制可以发挥重要的作用。

顺带一提，传入 CA3 区的信息会被输送到同处海马体的 CA1 区。如果传入 CA1 区的信号被不断重复，那么 CA1 区就会在长时间内出现较大的反应（长时程增强作用）。这便是学习（长期记忆）的基础。

尼古丁依赖多发的原因

精神分裂症患者中有很多重度吸烟者。在受困于精神分裂症的情况下获得诺贝尔经济学奖的约翰·纳什也是其中之一。

已知的事实是，精神分裂症患者容易产生尼古丁依赖。但令人意想不到的是，这种现象与本章所讲的认知功能障碍存在关联。

在烟被吸入肺里时，尼古丁会迅速通过血液循环进入大脑，并与神经元表面的尼古丁受体结合。在这一过程中，尤其容易与尼古丁结合的是 α4 型受体。低浓度的尼古丁主要作用于这种类型的受体，并促使多巴胺等递质释放。尽管相比而言效果更轻，但尼古丁具有与毒品和兴奋剂相似的作用。在吸烟时，人们会在体验到舒适感的同时感觉头脑清醒，其专注力也会有所提升。这种效果正是上述机制造成的。

但尼古丁的效果可谓昙花一现。尼古丁受体会迅速发生脱敏（丧失感受性而不再产生反应的现象），并停止做出反应。然而，如果摄入更高浓度的尼古丁，则会引发其他问题。高浓度的尼古丁会和位于海马体的中间神经元表面的 α7 型受体结合，并刺激 GABA 的释放。在 GABA 的作用下，海马体的锥体细胞产生的兴奋会受到抑制。

在这种效果的作用下，使用者的思维会变得更有条理，幻听也会随之减少。因此，精神分裂症患者会为了实现自然治愈的效果而寻求高浓度的尼古丁。

此外，前文所讲的促进多巴胺释放的作用能够抵消药物的效果，并缓和锥体外系反应等副作用。不仅如此，尼古丁还可以加速抗精神病药的代谢（分解），这种作用同样可以缓和抗精神病药的效果。由此可见，为了寻求尼古丁的上述作用，精神分裂症患者会不由自主地拿起香烟。实际上，越是大量服用抗精神病药的人就越容易表现出频繁摄入尼古丁的倾向。

很多患者会因"一天到晚抽烟"而遭到家人的白眼，并在家中抬不起头来。尽管不希望看到患者频繁吸烟是人之常情，但与此同时，理解背后的原因也是有必要的。

现在，有研究正在开发一种新型尼古丁受体刺激剂，它既不会像尼古丁一样效果不断减弱，也不会产生副作用。

2

产生认知功能障碍的原因

心智理论

心智理论，既是指以对方的心理状态为背景来理解其行为的能力，也是指推测对方的情感和意图的能力。与表情识别等其他能力相同，心智理论也被视为社会认知功能的核心能力之一。

最初，心智理论因其与自闭症的关系而被广泛讨论。英国心理学家西蒙·巴伦 - 科恩提出了"心智理论"假说，并主张自闭症的本质是心智的发育迟滞。在该理论的影响下，心智的发育迟滞逐渐被视为自闭症的特征。近年来，伴随精神分裂症出现的心智障碍愈发受到关注，与之相关的论文也层出不穷。

这些研究发现，伴随精神分裂症出现的心智障碍不仅存在于阳性症状显著的时期，即使在症状有所好转的间歇期，也能观察到程度较轻的心智理论障碍。

精神分裂症患者很容易错误地判断对方的情感或意图。

由此可见，他们之所以产生被害妄想和关系妄想等体验，正是因为心智未能正常地发挥作用。

原有的观点认为，如果出现以阿斯伯格综合征为代表的广泛性发育障碍（自闭症谱系障碍），那么精神分裂症的发病风险也会随之提升。然而实际上，提升发病风险的主要因素可能是易激惹的特性和心智障碍。

不一定缺少"自知力"

经常令精神分裂症等精神疾病的治疗陷入困境的问题是患者缺少患病的意识，即缺乏"自知力"。但这种情况并不是绝对的。尽管人们一度将精神分裂症断定为缺乏自知力的疾病，并对其抱有否定的态度，但同样有专家将其视为患者在大脑出现严重功能障碍的情况下仍然能意识到自身异常的特殊疾病。

已知的事实是，患者会在某一时期为改变这种异常状况而寻求帮助。这恰恰说明患者同样对自身的异常有所察觉。因为对世界的基本认知出现了异常，所以他们会感觉发生变化的不是自身，而是外部世界。即便如此，人类的大脑也仍然能洞察到这种异常，并意识到自己的认知能力出现了问题。

在错过这个时期后，疾病体验会和患者融为一体。一旦出现这种情况，患者就很难将此前意识到的异常视作需要摆脱的"症状"，并因此难以对疾病产生自知力。然而也有一些患者能够在陷入这种状态数年后意识到自己身上发生的状况。这种情况让我们不禁感叹人类的精神所拥有的恢复力如此强劲，即使是拥有巨大破坏力的疾病也要在它面前俯首称臣。

尽管具有自知力是一种积极的信号，但自知力并不能成为否认患者患精神分裂症的依据。可以确定的是，尚存自知力的时期是开展治疗的最佳时机。这是因为很多患者曾经存在的微弱自知力会随着病情的发展消失殆尽。

有一名 30 多岁的男性患者在 10 年前出现了幻听等症状。在利用互联网和书籍进行查询后，他怀疑自己患上了精神分裂症，并在主动就诊的基础上开始服药。虽然他的症状在服用多种药物后有所平息，但幻听并没有被完全消除。某一天，这名男性突发奇想。他认为在服用了大量药物后幻听仍未得到改善，是因为这种症状并非疾病的表现。出于这种考虑，他停止了服药。最终，随着幻听不断恶化，他难以迈出家门一步，并因陷入不稳定的状态而不得不接受住院治疗。

精神分裂症下的逻辑学

为数众多的研究尝试将伴随精神分裂症出现的思维障碍理解为形式逻辑的障碍。精神分裂症患者的言语之所以既缺乏条理又显得支离破碎，是因为他们经常从一个话题跳跃到另一个与之无关的话题。当他们不能成功地将词或句子建立逻辑联系时，人们就很难厘清他们话语中包含的意思。

精神分裂症：你尚未知晓的事实

即使他们的言语没有因毫无逻辑联系而变得支离破碎，形式逻辑的谬误也会让他们产生脱离现实的想法。

从逻辑学的角度来讲，一个句子通常可以被表示为命题 $A \to B$（如果 A 那么 B）。如果仔细推敲，则这个命题可以分为 $\forall A \to B$ 和 $\exists A \to B$ 等两种形式。$\forall A \to B$ 的意思是"所有的 A 是 B"，而 $\exists A \to B$ 的意思是"A 中有一些是 B"。

尽管这两种形式看似都是 $A \to B$（如果 A 那么 B），但它们的意思截然不同。

举例来讲，命题"穿黑色衣服的人里有情报机关的间谍"和命题"穿黑色衣服的人都是情报机关的间谍"的意思可谓大相径庭。

然而精神分裂症的人会将 $\forall A \to B$ 和 $\exists A \to B$ 混为一谈。他们会将这两个命题视为相同的 $A \to B$。这种思维方式导致他们只要看到身穿黑衣的人就会坚信对方是监视自己的间谍。

某名患有偏执型精神分裂症的男性会把容貌相似的人视为同一个人。将相似的人或物认知为同一个人或物是精神分裂症患者不时会表现出的思维方式。

有一天，这名男性在报纸上看到长相与父亲相似的商业联合会会长的照片。他感觉照片里的人怒形于色，便认为自己的父亲正在生气。又有一天，他在电视中播放的古装片里看到长得像父亲的演员。因为这名演员扮演的是正面角色，并且在剧中大展身手，所以他认为父亲最近笑逐颜开正是出于这个原因。

在上述事例中，这名男性将"与父亲相似的人中有自己的父亲"和"与父亲相似的人就是自己的父亲"这两个命题混为一谈。

尽管相似不一定相同，但精神分裂症患者会在不知不觉间将相似的人或物混同起来。

有些患者会因医生或护士与自己认识的人有几分相似而执意认为他们就是自己的熟人。这种情况屡见不鲜。

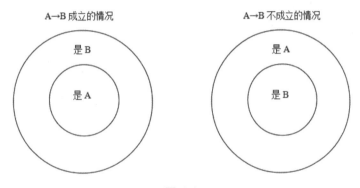

图 4.1

为了让"如果 A 那么 B"（A→B）成立，必须满足图 4-1 中左图所示的包含关系（B ⊃ A）。然而在仅满足相反的包含关系时，精神分裂症患者也会套用如果 A 那么 B 的逻辑关系。举例来讲，一个人具有多种多样的特性，而只有当全部特性都一致时，我们才能做出是同一个人的判断。但是精神分裂症患者会仅仅基于一两个相同的特性（容貌相似、大致的年龄和性别相同）就做出是同一个人的判断。

在妄想形成的过程中，我们可以看到上述形式逻辑的障碍。

冒牌父母

有一名男性患者反复表示自己的父母是别人冒充的。他的父亲是一名医生，母亲为人一丝不苟。目睹孩子在弱冠之年发病，父母二人受到了巨大的打击。然而，令状况雪上加霜的是，在幻觉和妄想的支配下，这名男性患者为寻短见而将自己的房间付之一炬，并严重地烧伤了自己的脸和身体。在经历数次植皮手术后，他的身上仍然留有瘢痕。面对发生在亲生骨肉身上的惨剧，父母二人更加心灰意冷。

在治疗烧伤的过程中，这名患者首次出现父母被他人冒名顶替的妄想。这段经历距今已经有很长一段时间了，他一边回顾自己的思维过程，一边讲述了大致的情况。在他因烧伤住院时，父母的态度非常冷漠。他们不但像非亲非故的人一样用冷若冰霜的眼光看他，而且很少来医院探望。自己明明已经苦不堪言，却遭到父母的冷眼相待。渐渐地，他萌生了一个念头，即之所以出现这种情况，正是因为对方并非自己的亲生父母。

每当病情恶化，父母被人冒名顶替的妄想就会随之而来。即使在康复后，这名男性对待父母的态度也很冷淡，这也导致双方的关系略显紧张。在父亲去世后，父母被冒充的妄想随即减弱。而在母亲也离开人世后，他的状况彻底稳定下来。

拒绝承认自己的父母并将其视为替身的妄想屡见不鲜。为纪念最初报告这种妄想的医生，也有人将其称为卡普格拉综合征。

在这个事例中，妄想形成的过程中存在形式逻辑的谬误。

这名男性的逻辑可以被表示为如下的三段论：

大前提：如果是父母，就会在孩子陷入困境时对其温柔相待。

小前提：我的父母在孩子陷入困境时冷若冰霜。

结论：我的父母不是亲生父母。

在这个推理中，他同样将 $\forall A \to B$ 和 $\exists A \to B$ 和混为一谈。

这名男性混淆了"所有父母都在孩子陷入困境时对其温柔相待"和"有些父母会在孩子陷入困境时对其温柔相待"这两个命题，并在将前者视作大前提的基础上做出了"不温柔对待孩子的父母都不是亲生父母"这一错误的推论，因此最终得到了"我的父母不是亲生父母"这个武断的结论。

然而对处于健康状态的人来讲，即使他们通过形式逻辑推导出错误的结论，也不会不假思索地将错就错。但是对精神分裂症患者来讲，这种囫囵吞枣的状况比较容易出现。这是因为在他们面前还存在另外一处陷阱。

能指与所指发生混淆

在妄想性思维形成的过程中，与形式逻辑的谬误发挥同等作用的另一种错误是将能指与所指混为一谈。

能指被定义为言语和符号等表象，而所指则与其对应，被定义为言语和符号所表达的含义。举例来讲，"月"这个词是能指，而它所表示的含义，即悬浮在空中（宇宙中）的天体则是所指。"我的钱包里有 5 000 日元"这句话是能指，而这句话所表达的事实是所指。能指和所指具有对应关系，尽管它们经常被等价地使用于我们的思维过程之中，但从严谨的角度来讲，这是两个不同的概念。

但是精神分裂症患者往往将二者混为一谈。

> 某名男性患者向银行致电，要求从自己的 1 兆日元存款中取出 1 亿。在被告知其名下不存在这笔存款后，他对此感到难以置信，并不断打电话到银行。在接到银行的请求后，这名原本住在开放病区的患者被转移到封闭病区。此后的某一天，这名男性在电视上看到了银行的广告。广告的目的是告知该行与其他银行进行了合并，但这名男性却将它解释为银行在向自己道歉，并兴高采烈地前来报告此事。

在做出妄想性的解释时，精神分裂症患者会对客观事实视而不见，并用主观事实，即自己期待（有时是恐惧）会发生的事来替代客观事实。

希望成为重要人物的人坚信因为自己身为要人，所以政府一直在向自己的账户里汇入巨款。而恐惧他人的攻击和指责的人则会相信大家都在对自己发起攻击和指责。

精神分裂症患者无法理解自己的想法和言语是表象而非事实。他们将能指与所指混为一谈。

> 上述事例中的男性患者非常在意自己口中的妄想性发言是否被认真记录在病历之中，并频频嘱咐医生"请认真记录下来"。据他所说，一旦以文字的形式被记录在病历中，他所说的话就会成为得到验证的事实。他眉飞色舞地表示，只要拿着这份病历上电视，所有人就都会承认他所说的内容是事实。
>
> 在他的思维里，只要自己所说的"向某银行赠与一兆日元"被记录在病历这份正式文件中，就意味着这句话已经被认定为事实。

现实与假想的区别变得暧昧不清

如果换一种说法，那么陷入将能指与所指混为一谈的状态意味着难以区分现实与假想。处于这种状态的人会认为自己的想法或空想的产物与实际存在的现实具有相同的性质。

精神医学家罗伯特·弗里德曼将这种状况与图灵机进行类比。数学家艾伦·图灵提出了人类能否仅通过问答就对人和计算机做出区分的问题。在理论上存在的难以和人类进行区分的机器被称为图灵机。

精神分裂症：你尚未知晓的事实

　　如果出现无论面对任何问题都可以完美无瑕地扮演人类并作答的高度智能的计算机，那么从存在论的角度来讲，人类的精神世界将面临威胁。在出现这种机器后，我们认为人类与其进行交流，甚至萌生爱情的对象有可能仅仅是计算机程序。不仅如此，甚至有可能连我们自身都不过是假想的产物。

　　对图灵机来讲不存在假想和现实的区别。之所以这样讲，是因为它甚至可以通过精巧绝伦的假想来完美地模仿人类的内心世界。从相反的角度来讲，这种状态意味着即使身处现实之中也难以一如既往地体验到现实感。在那样的世界中，现实也会给人以虚构之感。

　　如果有机会，各位读者可以看一看精神分裂症患者所绘制的由机械驱动的人。那种形象会令人不寒而栗，并让人不由自主地联想到图灵机所带来的生硬而冰冷的恐怖之感。

　　无论幻听还是妄想都不过是思维活动的产物，但精神分裂症患者会将此类假想视为现实。与此同时，他们还会带着缺少现实感的态度来接触现实世界。

　　造成这种状态的本质原因是什么呢？数年前，英国的研究团队进行了一项颇为有趣的研究。该团队邀请参与者在屏幕上与对手进行国际象棋的对局，并同时利用功能磁共振成像（fMRI）来测定他们的大脑活动。

　　研究发现，在分别被告知对手是人或计算机时，参与者的大脑活动表现出明显的差异。在认为对手是人时，参与者的大脑中被称为前扣带皮层的区域会产生明显的活动。

前扣带皮层被认为与解读对方的心理活动的功能有关。由此可见，这个区域与本章前面的内容中提到的"心智理论"存在密切联系。

由此可见，心智能力同样是我们借以区分对方究竟是真实存在的人还是由机器制造出的假想形象的能力。不仅如此，除了对二者进行简单的区分，这种能力还能帮助我们创造出真实存在的人这种生动的形象。伴随精神分裂症出现的心智障碍与混淆现实和假想的表现或许根源于同一种障碍。

第五章

精神分裂症的神经机制与成因

1

发病取决于遗传因素还是环境因素

从克雷佩林的时代起，人们便清楚精神分裂症与遗传因素有关。实际上，直系亲属出现过精神分裂症的人会有更高的发病风险。然而另有事实表明，有 2/3 以上的患者的直系亲属从未出现过精神分裂症。正因如此，不少家长在孩子被诊断为精神分裂症后难以置信地表示："我家祖辈没有人得过这种病，是不是哪里搞错了？"

为什么会出现这种情况呢？

解决这个问题的最初的线索来自以双胞胎为对象进行的研究。在同卵双胞胎中，其中一人出现精神分裂症时，另一人同样患病的比例（一致率）为 50%。考虑到精神分裂症在普通人群中的流行率不足 1%，这一结果说明遗传因素与精神分裂症密切相关。但与此同时，该结果也表明遗传并不是与精神分裂症相关的唯一因素。尽管双胞胎在受精卵阶段具有百分之百相同的基因，但发病的人与不发病的人各占一半。这种现象说明环境因素对发病同样有很大的影响。

在此基础上，另一项重要的事实显示异卵双胞胎在精神分裂症上的一致率仅为 10% 左右。与普通的兄弟姐妹相同，异卵双胞胎共享一半的基因。如果精神分裂症是由单一的基因变异引发的疾病，那么它在异卵双胞胎中的一致率应为 50% 的一半，即 25%。然而实际的一致率远低于此。这种现象意味着什么呢？如果这个问题能够得到解答，那么前文中提到的家长的问题也会迎刃而解。

多数人具有与精神分裂症相关的基因变异

实际上，之所以会出现上述现象，是因为精神分裂症不是由单独的某一个基因造成的。与之相关的基因在两个以上。

举例来讲，假设父亲或母亲的 DNA 双链中有一条与精神分裂症相关的基因存在变异。因为孩子从父母身上各获得半数基因，所以某种基因变异被孩子继承的概率是 50%。这就意味着如果发病是由一种基因变异引起的，则在兄弟姐妹中的一人出现精神分裂症时，另一人发病的概率是遗传因素的 50% 乘以受到环境因素影响的约 50%，其结果大致为 25%。然而如果精神分裂症的发病与两种不同的基因变异有关，则每种基因变异都需要从父母身上继承。发生这种情况的概率与投掷两枚硬币都出现背面的概率相同，是 25%。如果将其与环境因素的概率 50% 相乘，就会得到 12.5% 这一结果。这个数值与实际观测的结果更为接近。

随着发现的与发病相关的基因的数量增多，相比于同卵双胞胎，异卵双胞胎或兄弟姐妹间的一致率会大幅下降。由粗略的推测可知，精神分裂症的遗传是与平均略多于两种的基因变异有关的多基因遗传。

后续的研究发现，基因变异不但多种多样，而且不只出现在个别人身上。发生于许多人身上的基因变异为人类带来了丰富多彩的个性与特质，是一种随处可见的变化。即使具有相关的基因变异，出现精神分裂症的情况也实属罕见。只有当多种基因变异组合在一起时，才会形成容易发病的性格。

如果简单地假设精神分裂症的发病所必需的基因变异为两种，则在普通人群的流行率为1%的前提下，可以推测至少具有一种相关基因变异的人占总人口的30%（Friedman，2010）。如果与发病有关的基因变异更多，就意味着大部分人都在一无所知的情况下具有某种相关的基因突变。

由此可见，精神分裂症是与我们近在咫尺的疾病。即使没有发病，也不能认为自己与这种疾病毫无瓜葛。

社交快感缺乏症与精神分裂症断裂基因

正如第二章所讲，精神分裂症患者在发病前会表现出某些典型的性格特征，而其中最广为人知的是克雷奇默提出的统合失调质。统合失调质与生俱来，具有该气质的人在生活中不喜欢与人交往，并且更偏爱独处。

这种气质与神经系统的发育具有怎样的联系，又为何频频于发病前出现在精神分裂症患者身上呢？近年来，上述问题得到了一些解答。

1990 年，有研究在某个精神分裂症与心境障碍（抑郁症及双相障碍）多发的苏格兰大家族身上发现了被称为精神分裂症断裂基因 1（简称 DISC1）的基因变异。这种变异是 1 号染色体与 11 号染色体发生易位（染色体在分离时相互交替的现象）产生的。在易位的影响下，1 号染色体中原有的基因遭到破坏。据称，这种易位会将罹患精神疾病的风险提高至 50 倍以上。

DISC1 对神经发育具有不可或缺的推动作用。如果该基因没有正常发挥作用，发育就会出现障碍。

后续的研究不仅发现了多种与 DISC1 相关的基因变异，还发现具有此类基因变异的人容易出现无法在人际交往中体验到愉悦的"社交快感缺乏症"。

受到社交快感缺乏症影响的人不但很难在人际互动中感到快乐，而且会在生活中表现出自闭的倾向。考虑到这一点，DISC1 变异被认为与精神分裂症的阴性症状存在密切的联系。

已知的事实表明，DISC1 既对始于产前期的神经发育具有至关重要的作用，又与自闭症及自闭症谱系障碍存在关联。不仅如此，在神经元生成的过程中，DISC1 也关系到树突棘（像棘刺一样的尖锐部位）的形成。树突棘是负责接收兴奋性信号的最敏锐的部位，如果它的形成出现问题，就会影响信息处理能力和认知功能。在精神分裂症患者死后对其大脑进行的研究发现，出现精神分裂症时，大脑皮质的锥体细胞的树突棘有所减少，而 DISC1 的变异可以对这种现象做出解释。

自闭倾向与认知功能障碍不仅伴随精神分裂症出现，而且与 DISC1 相关的神经发育障碍被视为此类广泛存在的障碍的背景。

不可否认的是，DISC1 的变异不过是众多基因变异中的一种。即使具有与 DISC1 相关的变异，也只能说明发病的风险有所提升，而不意味着一定会患上精神分裂症。

精神分裂症不是单基因遗传病

如前文所讲，精神分裂症不是由一个原因引起的单一疾病，而是一种综合征。因此，其发病的原因和致病机制也是多种多样的。即使发现某种特定的突变基因，也不一定将其认定为发病的原因。

像 DISC1 变异一样被认定为关联性很强的变异可谓寥寥无几。多数基因变异仅造成较为温和的影响。

举例来讲，冰岛的一项研究对精神分裂症多发的家族进行基因分析，发现了神经调节蛋白 -1 基因的变异。由神经调节蛋白 -1 基因进行编码的蛋白质对突触和神经胶质细胞的发育具有不可或缺的作用。尽管具有该基因变异的患者占精神分裂症患者总数的 15%，但这种基因变异只会将精神分裂症的发病风险提高 2%~4%。在发现之时，这种基因变异一度有望成为精神分裂症的遗传标记，但后续的研究不断否

定了它与精神分裂症的关联。从多基因遗传的特性来看，这
种结果可谓理所当然。

位于 22 号染色体上的 PRODH2/DGCR6 基因[1]发生的变
异被认为与 13 岁之前发病的早发性精神分裂症有关，并因
此受到关注。

除此之外，加拿大的研究发现，如果子女从父母双方
身上分别获得被称为 Nogo 基因[2]的基因，就会面临更高的
发病风险。具有 Nogo 基因的人约占精神分裂症患者总数的
20%。

另有研究发现了多巴胺 D2 受体的蛋白质的变异和钙调
神经磷酸酶的基因变异等多种与精神分裂症相关的基因变异。

环境因素的重要作用

如前所述，在具有一种基因变异时，没有出现精神分裂
症的情况远远多于发病的情况。即使同时携带多种不利的基
因也不一定发病。只要没有遭遇成为最终导火索的环境因素，
多数人就可以平安无事地度过一生。

那么遗传因素与环境因素分别以怎样的比例对发病产生
影响呢？

正如本章开篇的内容所讲，同卵双胞胎在患精神分裂症
上的一致率为 50%。以此为基础推测出的遗传率为 81%，

1.PRODH2/DGCR6 基因没有找到对应的中文。——译者注
2.Nogo 基因没有找到对应的中文。——译者注

这一概率反映出遗传因素对发病造成影响的比例。尽管以同卵双胞胎为对象的研究被认为容易表现出更高的遗传率，但实际利用统计人数超过 700 万的瑞典的数据库进行的推算显示，精神分裂症的遗传率仅为 64.3%。

由此可见，对精神分裂症的发病来讲，环境因素的作用可能超过人们一直以来的认知。在环境因素中，家庭环境对发病造成影响的比例被认为在 10% 上下，是最具影响力的因素。其他风险因素包括在胎儿期和围生期出现的并发症、暴露于可能对神经发育产生影响的物质以及随着年龄增长出现的物质滥用等问题。

对多数人来讲，即使存在或多或少的风险因素，也可以一如既往地正常生活。然而这并不意味着我们没有可能在某一天成为患者或其家属。这种疾病看似远在天边，实则近在咫尺。

2

精神分裂症的神经因素分析

从"脆弱性 - 压力模型"到"表观遗传学"

如前文所讲，即使发病是基因所致，其变异与组合方式也是多种多样的。而在胎儿期出现并发症时，既有神经发育疑似出现问题的情况，也有找不到任何此类迹象的情况。不仅如此，问题的种类也可谓五花八门。

在发病前，有些人承受着巨大的心理压力或社会压力，也有些人没有明确的压力来源。有些人所处的家庭环境非常恶劣，也有些人的家庭条件远远优于平均水平。

包含遗传因素在内的生物学因素与包含心理和社会因素在内的环境因素之间存在错综复杂的联系。在二者的相互作用下，有些人会出现精神分裂症，也有些人可以平安无事地度过一生。

在说明遗传因素与环境因素的相互作用时，经常被用到的理论是"脆弱性 - 压力模型"。该模型认为如果导致容易发病的体质与环境压力发生叠加，就有可能发病。近年来，另有研究发现环境因素可能改变基因表达。与之相关的理论被称为"表观遗传学"。

　　容易发病的因素不仅与遗传等先天因素有关，也与在发育和成长过程中遭受的压力和创伤及物质滥用等后天因素存在联系。举例来讲，在中国进行的研究显示，出生于饥荒之年的人出现精神分裂症的风险是平时的 2 倍。

　　针对妊娠期的营养状态与发病的关联，日本理化学研究所在 2007 年提出了一份令人印象深刻的报告。该报告显示，在胎儿期，不饱和脂肪酸摄入不均会提升精神分裂症的发病风险。不饱和脂肪酸包括以 DHA 为代表的 ω-3 脂肪酸和以花生四烯酸为代表的 ω-6 脂肪酸，该报告称二者之间的平衡至关重要。

　　另外，在美国的加利福尼亚州进行的调查显示，如果个体在胎儿期暴露于铅含量很高的环境中，则其发病的风险会提高为其他人的 2 倍。如果母亲在妊娠初期服用镇静剂，则所生子女的发病风险会达到其他人的近 5 倍。

　　包括使用兴奋剂和吸食大麻在内的各种物质滥用会大幅提升在未来出现精神分裂症的风险。

　　除此之外，感染和身体疾病等生物性压力也会和心理压力与社会压力一样成为导致发病的诱因。

　　总而言之，如果导致容易发病的素质较强，那么即使承受轻度的压力也有可能发病；如果此类素质较弱，那么即使面对较大的压力也不容易发病。导致容易发病的素质并非全部来自遗传，在发育阶段和其后的人生中遭遇的后天因素也可能造成这种素质的形成。

在冬季到初春之间出生的人多发

已知的事实显示，在北半球，精神分裂症患者更多地出生在 1—4 月，即从冬季到初春的时期。而在南半球，精神分裂症患者则更多出生于 7—9 月。很多人怀疑这一事实与精神分裂症的成因存在联系，并提出了各种各样的解释。其中最著名的当属病毒感染理论。

该理论认为，当胎儿仍在母亲体内时，在母亲感染的流感等疾病的影响下，胎儿可能因神经系统发育出现障碍而形成脆弱性，并变得容易发病。实际上，有报告显示母亲妊娠期感染甲型流感会提升所生子女出现精神分裂症的风险。最近的研究同样显示，如果母亲在妊娠初期感染流感，则所生子女出现精神分裂症的风险会达到其他人的 7 倍。

不过在夏季出生的人中也有很多人出现精神分裂症。近年的报告显示，在以阴性症状为核心的精神分裂症患者中，出生在夏季的人更多。

另有其他提示病毒感染与发病有关的研究。约翰·霍普金斯大学儿科中心的研究团队在 2001 年公布的研究结果显示，部分精神分裂症的成因是感染了 W 家族的逆转录病毒。在对患者的脑脊液进行检测后，该团队发现处于急性期的患者中有 30% 的人检出提示感染的 RNA。而在作为对照组的其他疾病的患者和健康人中，没有一人检出相关的 RNA。

尽管如此，病毒感染理论也只对多种病因中的一种做出了解释。

大脑的结构与功能的异常改变

利用电子计算机断层扫描技术 [3]（CT）和 MRI 对精神分裂症患者的大脑进行的检查显示，他们的侧脑室和第三脑室扩大，而额叶和颞叶的大脑皮质则出现萎缩。这种现象在青春型患者的大脑中表现得尤为明显，其中约 6 成患者的额叶体积有所减少，约 8 成患者的颞叶体积有所减小，且几乎所有患者都出现了颞上回体积减小的情况。

与颞上回有关的活动包括改变视线的方向、感知他人视线的方向和理解他人的动作意图。有研究表明精神分裂症患者的眼球运动会变得匮乏且不灵活，他们会因此出现视野狭窄、看不到整体和无法顺利追随运动点等情况。颞上回减小被认为与此类功能性的问题有关。

近年来，海马体被发现同样会出现萎缩，并因此受到了关注。海马体不仅是学习和记忆的中枢，如第四章所讲，它还与对信息进行过滤和整合的功能有关。

此外，利用正电子发射断层扫描技术对大脑的血流进行的检查显示，精神分裂症患者的海马体和前扣带回的代谢水

---

3. 本节中的各种影像学技术，原文只有 DTI 做了名称解释，感觉不太统一，就都做了补充。MRI 和 fMRI 在前文中出现时解释过了。——译者注

平有所降低。而在阴性症状显著的情况下，代谢水平出现下降的区域更广。近年来，利用 fMRI 进行的研究发现，精神分裂症患者的背外侧额叶的血流量会出现减少。该区域与工作记忆和执行功能存在密切联系。

萎缩和代谢水平下降被认为与认知功能障碍和阴性症状有关。

近年来，随着弥散张量成像技术的诞生，人们得以对脑白质的神经纤维分布进行检查，并测定神经纤维的延展状态是否正常。

迄今为止的研究发现，出现精神分裂症时，神经纤维会出现更多不规则的分布。然而这种表现并非精神分裂症患者特有的，它同样会出现在双相情感障碍和注意缺陷多动障碍患者身上。与其将它视为精神分裂症的成因，不如说它反映了出现范围更广的神经系统发育方面的问题。因此，它有可能提升各种精神疾病的发病风险。可以认为上述研究结果为下节所讲的"神经发育障碍假说"提供了支持。

神经发育障碍假说

产前期的流感病毒感染与大脑结构的异常改变被认为始于发育的早期阶段，以此为基础，神经发育障碍假说应运而生。该假说认为，之所出现精神分裂症，是因为在产前期到出生后不久的时期里，胎儿的神经系统在某种损伤或基因异常的影响下未能实现正常发育。无论是基因异常等遗传因素还是病毒感染和出生时的创伤等环境因素，都与神经发育存在关联，并且有可能造成神经发育障碍。

如果发育和精神分裂症的发病存在关联，那么患者理应在儿童期表现出某些征兆。为了进行验证，在美国和欧洲都开展了对童年期到精神分裂症发病之间的时期进行追溯的研究，其中规模最大的当属在美国进行的研究。一项以1959~1966年出生的55 000名儿童为对象的纵向研究显示，在后来出现精神分裂症的人中，约有3成在童年期表现出具有特征意义的倾向，而其余7成则没有出现需要特别关注的变化。

约3成的被调查者表现出的特征如下（为了避免误解而需要说明的是，这些特征仅与发病的风险有关，即使出现此类特征，也不意味着一定会发展为精神分裂症）：

- 发育迟缓（更晚学会行走和说话）
- 言语的理解和口头应用出现问题
- 不擅长协调运动（不擅长体育运动，手指不灵活）
- 学习成绩不佳
- 缺乏社交技巧，缺少朋友

这些特征与现如今的理论所界定的发育障碍的特征是一致的。根据笔者的实际经验，在被诊断为精神分裂症的人中，1/4~1/3的人出现发育障碍的症状或与之相关的倾向。毫无疑问的是，有部分精神分裂症是在发育障碍的基础上发展而来的。出现发育障碍的儿童不但难以适应群体，还常常因遭受欺凌和其他错误的对待而体验到环境压力。这些压力有可能使他们本就脆弱而敏感的神经变得更容易受伤。为了降低受困于发育障碍的儿童发展出精神分裂症的风险，需要在理解其特性的基础上以富于温暖的方式守护并养育他们。

与此同时，有必要强调的是多数精神分裂症患者并未出现发育问题。即使是在此前的成长过程中一帆风顺的年轻人也有可能罹患这种疾病。

变得不会系鞋带的孩子

在富勒·托里所著的《精神分裂症：你和你家人需要知道的》[4]一书中记载着一个令人印象深刻的事例。有这样一对同卵双胞胎兄弟，在 4 岁时，他们学会了系鞋带。然而在 1 年后，其中一个孩子忘记了本已学会的系鞋带的方法。在此事发生的 20 年后，只有这个孩子出现了精神分裂症的症状。据称，在 27 对其中一人出现精神分裂症的同卵双胞胎中，有 7 对儿童的发育在 5 岁前表现出显著的差异。

多巴胺假说与其局限性

如第二章所讲，氯丙嗪作为对幻觉和妄想有效的药物问世，并大幅改变了精神分裂症的治疗状况。此后，有研究发现氯丙嗪的效果主要来自它对多巴胺 D2 受体的阻断作用，

---

4. 该书由重庆大学出版社于 2018 年出版。——译者注

并提出了多巴胺假说。该假说认为精神分裂症是由多巴胺过剩引起的。在此基础上，对多巴胺 D2 受体具有阻断作用的强效药物被不断开发出来。在这些药物中，疗效最被认可的是氟哌啶醇，它也和氯丙嗪一起被沿用至今。

然而这些药物容易产生多种副作用，其中既包括与帕金森病的症状相似的手抖和前冲步态，也包括口渴、便秘、排尿功能障碍、困倦和易疲劳等其他症状。在副作用的影响下，即使精神分裂症的症状有所减轻，患者的日常生活也会受到巨大影响。为了控制副作用，很多患者服用了其他药物，但这些药物又会产生新的副作用。

上述状况持续超过 30 年。在此期间，多巴胺假说是解释精神分裂症成因的最具说服力的假说。

多巴胺受体包括 D1~D5 这 5 种，且每种受体具有不同的作用。D2、D3 和 D4 受体与精神分裂症的阳性症状具有密切联系，而 D1 受体和 D5 受体则与意志和学习联系紧密，并与精神分裂症的阴性症状和认知功能障碍有关。D1 受体多分布于前额叶，而 D2 受体的分布区域则大多不是大脑皮质，而是包括纹状体在内的大脑基底核。此外，D2 受体也较多分布于包括前扣带回在内的大脑边缘系统中。纹状体和前扣带回都与大脑的奖励系统，即追求快乐并回避不快的机制存在密切联系。

除了认为多巴胺过剩会引起阳性症状（幻觉、妄想、紧张型症状、瓦解型症状），多巴胺假说还指出，在持续暴露于过剩的多巴胺时，受体会发生向下调节（通过减少受体的数量来抑制反应）并停止对多巴胺做出反应。不仅如此，过度的兴奋也会对神经元造成伤害。这两种效果会导致反应减弱和功能减退，并引发阴性症状与认知功能障碍。该理论推测 D1 和 D5 受体的向下调节是阴性症状与认知功能障碍发生的本质原因。

实际上，与阻断 D2 受体的药物所具有的改善阳性症状的效果相反，兴奋剂和毒品等激活多巴胺神经系统的物质则会使幻觉和妄想出现恶化。此外，在精神分裂症的急性期里，被称为高香草酸的多巴胺的代谢产物在血液中的含量会有所提升。结合这一现象，可以认为多巴胺的释放在急性期里出现增加。不仅如此，阳性症状在高香草酸的含量增加时更显著，同时抗精神病药的疗效也更理想。

但是该理论也存在矛盾之处，这便是与受体的数量有关的问题。如果精神分裂症的病因是多巴胺的过量释放，那么持续暴露于大量多巴胺中的受体就应该发生向下调节，并减少自身的数量。实际上，位于前额叶的 D1 受体确实出现了减少，因此主张 D1 受体的向下调节会造成阴性症状和认知功能障碍的推测是成立的。

然而 D2 受体的情况则与 D1 受体不同。有报告显示位于大脑基底核的 D2 受体的数量不降反增。这样一来，多巴胺的过量释放导致精神分裂症发病的理论就不再站得住脚。

不过这个问题最终得到了解决。对未接受治疗的患者进行的检查发现，他们的 D2 受体数量与健康人群相比没有差异。基于这一发现，D2 受体数量的增加被视为阻断 D2 受体的药物引发的向上调节的结果。

除此之外，对未接受治疗的患者进行的检查还发现位于前扣带回和丘脑的 D2 受体的数量有所减少。这一现象为多巴胺释放的增加会引起向下调节的主张提供了证据。

尽管如此，仍然存在很多多巴胺假说难以完全解释的事实。

其中一例便是阴性症状和认知功能障碍常常先于阳性症状出现的事实。如果 D1 受体的向下调节会引起阴性症状和认知功能减退，那么阴性症状和认知功能障碍在阳性症状尚未出现时开始发展的现象就难以解释。

此外，如果多巴胺的过量释放是发病的根本原因，就会产生一个新的疑问：为何阻断 D2 受体的药物不能充分起效的情况仍然不在少数呢？不仅如此，多巴胺假说也不能回答为什么多巴胺会出现过量释放这一根本问题。面对这些问题，很多人不得不承认多巴胺假说存在的缺陷。

3

根据神经因素分析进行的治疗

创造奇迹的氯氮平

随着名为氯氮平的新型治疗药取得巨大成功，精神分裂症存在其他更为基本的致病机制的想法得到了强化。

在大部分抗精神病药以阻断多巴胺 D2 受体为作用机制的当时，氯氮平显得独树一帜。尽管它对多巴胺 D2 受体的阻断作用很弱，却仍然能够显著地改善精神分裂症的症状。

在 20 世纪 60 年代得到开发后，氯氮平旋即在治疗领域引发了革命。它不但能够大幅改善精神分裂症的症状，而且不会造成以手抖和身体僵硬为代表的副作用。除了可以减轻幻觉和妄想，它对缺乏活力和自闭等阴性症状同样有效。在用药后，为数众多的患者甚至可以用"康复如初"来形容。不仅如此，它对其他药物始终收效甚微的疑难杂症同样具有显著的疗效。人们对氯氮平赞不绝口，并将它称为"奇迹之药"。

然而在进入 20 世纪 70 年代后，陆续有报告指出氯氮平具有凶险的副作用。这种副作用被称为粒细胞缺乏症，它会造成白细胞中对细菌具有吞噬作用的粒细胞大幅减少。随着不断有人因为这种副作用失去生命，"奇迹之药"沦为了随时可能夺走患者性命的恐怖药物。不仅如此，另有报告显示氯氮平会造成胰腺炎和心肌炎等副作用。

考虑到其严重的副作用，氯氮平在很长一段时间内没有在日本被批准使用。直到 2009 年 7 月，它才被许可用于治疗顽固性病例。在美国，一度被禁用的氯氮平在 1989 年被重新投入使用。使用该药品的患者需要每周接受血液检查，一旦检查结果出现异常，就必须立即停止用药。尽管这种治疗方式可谓命悬一线，但将希望寄托于氯氮平的人仍然络绎不绝。这是因为即使在现如今，也有很多患者只能通过这种药物得到治疗，并且在使用氯氮平后，病情出现好转的顽固性病例也不在少数。

那么氯氮平究竟具有怎样的作用呢？它的主要作用是阻断 5- 羟色胺 2A 受体及多巴胺 D1、D3 和 D4 受体，与此同时，它对 D2 受体的作用很弱。氯氮平对精神分裂症具有显著疗效的原因无法通过此前的理论得到解释。

5- 羟色胺 2A 受体

阻断 5- 羟色胺 2A 受体的作用受到人们的广泛关注。在众多研究者看来，氯氮平具有令人称奇的疗效，其秘密可能就存在于这种作用之中。

那么，阻断 5- 羟色胺 2A 受体会产生怎样的效果呢？

5- 羟色胺 2A 受体是神经递质 5- 羟色胺的受体之一，它广泛分布于大脑皮质第 5 层的锥体细胞中。与此同时，在脑干的 5- 羟色胺细胞表面存在 5- 羟色胺 1A 受体。它能感知自身所在的细胞释放的 5- 羟色胺，因此被称为自身受体。为了防止 5- 羟色胺过量释放，它会产生负反馈作用（随释放量的增加提升抑制的强度）。

5- 羟色胺 1A 受体具有另一项重要的功能。在受到 5- 羟色胺的刺激后，它会激活 DNA 的转录，并促进基因表达。与之相反，5- 羟色胺 2A 受体对这一过程具有抑制作用。

由此可见，1A 受体与 2A 受体发挥截然相反的作用，并在此基础上维持平衡。

如果 2A 受体被阻断，则 1A 受体的作用会不断增强，并最终导致 5- 羟色胺细胞的兴奋受到抑制。与此同时，1A 受体还会对基因表达起到促进作用，并加速神经的修复和树突的成长。这种效果被认为有助于改善抑郁状态和认知功能障碍。

阻断 5- 羟色胺 2A 受体还会引起另一种重要的反应。在 5- 羟色胺 2A 受体的刺激下，位于前额叶的锥体细胞会在产生兴奋的基础上释放兴奋性递质谷氨酸，从而实现兴奋的传导。由此可见，如果兴奋性反应因 2A 受体被阻断而受到抑制，则谷氨酸的释放也会受到抑制。谷氨酸的作用可以被比作维持火焰燃烧的燃料，在注入的燃料减少时，大脑前额叶出现的过度兴奋会得到平息。

此外，2A 受体也大量分布于脑干的多巴胺能神经元和去甲肾上腺素能神经元中。与锥体细胞中的 2A 受体不同，脑干中的 2A 受体具有抑制兴奋的作用。因此，如果 2A 受体被阻断，那么多巴胺能神经元和去甲肾上腺素能神经元的兴奋性会随之增强，并提升多巴胺和去甲肾上腺素在前额叶的释放量。

这种作用同样被认为有助于改善意志减退、抑郁状态和认知功能减退等阴性症状。它既可以抑制经由谷氨酸造成的过度兴奋，又不会引起正常功能的减退。不过，多巴胺等递质的释放增加也会带来增强兴奋的风险。

由此可见，从整体上讲，对 5- 羟色胺 2A 受体进行阻断有望带来很大的益处。

为了避免可怕的副作用并开发出名副其实的"奇迹之药"，研发工作在不断进行中。

作为其成果，以利培酮为首的新型非典型抗精神病药被接二连三地开发出来，并在 20 世纪 90 年代后期投入了临床应用。很多新药将氯氮平的优点与传统抗精神病药的优点相结合，并兼具阻断 5- 羟色胺 2A 受体与多巴胺 D2 受体的作用。

与传统抗精神病药相比，每一种新药都既减少了手抖的副作用，又对阴性症状具有效果，并在此基础上大幅改善了患者的病情。然而令人遗憾的是，从改善的程度来讲，没有一种新药可以产生比氯氮平更好的疗效。

新型药物的不足之处究竟是什么呢？它们与氯氮平的差

异又在哪里呢？在探究精神分裂症成因的过程中，一种新的理论崭露头角，并对这些问题做出了解答。

谷氨酸假说

为了解决多巴胺假说存在的局限，并对精神分裂症的复杂机制做出新的解释，"谷氨酸假说"应运而生。如上一节所讲，谷氨酸是兴奋性神经递质，其受体遍布于构成大脑皮质的金字塔形的锥体细胞中。因为锥体细胞之间的信号传递是通过谷氨酸完成的，所以大脑中与精神活动有关的广大区域都和这种递质存在联系。"谷氨酸假说"认为，谷氨酸系统的过度活动与精神分裂症的症状形成有关。

有研究发现，在名为苯环己哌啶（PCP）的合成毒品引发中毒时，患者会表现出与精神分裂症非常相似的状态。这一发现成了谷氨酸假说诞生的契机。20 纪 70 年代初，在美国首都华盛顿的周边地区，精神分裂症患者的数量激增至原来的近 3 倍。对事态感到震惊的美国政府展开了调查，并发现患者数量的增加是 PCP 滥用所致。滥用 PCP 的患者会出现酷似精神分裂症的症状，甚至连精神科医生都难以对二者加以区分。

后续的研究显示，PCP 是两种谷氨酸受体之一的NMDA 受体的拮抗剂。一旦 NMDA 受体被阻断，谷氨酸系统的信号传递就会受到妨碍。此时，为了保证信号得以传递，谷氨酸的释放量就会增加。

在实际的研究中，借助 PET 等大脑功能成像技术对使用 PCP 的人进行的检查发现，谷氨酸在纹状体（与快感有关的区域）和前额叶的释放有所增加，且神经元会随之出现过度的兴奋。PCP 造成的异常行为和认知功能障碍与前额叶的谷氨酸释放增加有关，在使用抑制谷氨酸释放的药物后，此类症状会得到改善。此外，研究还发现精神病性症状和认知功能障碍越严重，就越容易出现谷氨酸释放增加和前额叶的过度活跃。不仅如此，除了精神分裂症发作的患者，在尚未发病的高风险人群的前额叶同样可以观察到谷氨酸系统的过度活跃。

基于上述证据得出的结论是位于前额叶等区域的谷氨酸系统的过度活跃不仅有可能造成精神分裂症的阳性症状，还有可能引发认知功能障碍。

思考过多导致无法思考

直到不久前，功能减退和活性减退还被视作同义词。然而近年来，精神分裂症的功能减退开始被视为前额叶皮层过度活跃造成的结果。简而言之，是大脑的过度活跃引发了功能减退。由此可见，精神分裂症患者的思维陷入了因思考过多而无法思考的状态。

在这种状态下，过度活跃会得到抑制，大脑可以适度地运转，其功能也会有所恢复。

在这里值得注意的是，谷氨酸系统和多巴胺系统在前额叶的锥体细胞处汇合，并产生联系。就二者的关系来讲，如果将多巴胺系统比作点火系统，那么谷氨酸系统就是帮助星星之火熊熊燃烧的燃料系统。在二者相辅相成的作用下，锥体细胞会相继产生显著的活动。

在这种机制中发挥关键作用的要素之一是细胞内的钙浓度。当多巴胺到达多巴胺 D1 受体时，以此为信号，细胞内的钙浓度会升高。在此基础上，NMDA 受体会得到激活。对记忆和学习等认知功能来讲，NMDA 受体具有不可或缺的作用。D1 受体与 NMDA 受体的协同运作是认知功能正常发挥作用的必要条件。

如果 NMDA 受体被阻断，则谷氨酸系统会出现过度活跃，并和多巴胺系统的亢进一起造成幻觉、妄想和认知功能障碍。不仅如此，D1 受体的向下调节还会导致意志减退这一阴性症状和更为严重的认知功能障碍。

如果某种原因造成的谷氨酸系统的过度活跃是精神分裂症这种疾病的本来面目，那么对其进行抑制会成为最有效的治疗方法。

请读者回想氯氮平的作用。不同于众多阻断多巴胺 D2 受体的抗精神病药，氯氮平在阻断 5- 羟色胺 2A 受体的同时对多巴胺 D1、D3 和 D4 受体具有阻断作用。在以往的认知中，阻断 D1 受体而非 D2 受体被视为不利的特性，因此很少受到关注。然而谷氨酸假说有可能对这种差异所具有的意义做出说明。

当 5- 羟色胺 2A 受体和多巴胺 D1 受体被同时阻断时，不仅 D1 和 NMDA 的相互激活作用会受到抑制，而且谷氨酸系统在前额叶的过度活跃也会得到强有力的抑制。这是因为点火系统和燃料系统同时受到了抑制。

这种独特的作用被认为有可能是氯氮平能够改善其他药物难以起效的精神分裂症症状的原因。此外，另有推断指出，因为氯氮平对 D2 受体的阻断作用很弱，所以它可以在阻断 D3 和 D4 受体的基础上以很少影响正常功能的方式消除幻觉和妄想。

时至今日，氯氮平仍然是对精神分裂症最为有效的药物。这一事实想必可以为主张精神分裂症更为根本的机制是谷氨酸系统的参与的假说提供支持。

谷氨酸假说具有的另一优势在于它能够解释精神分裂症在进入青春期后开始发病的原因。在神经系统发育的过程中，D1 受体与 NMDA 受体的发育较晚。它们在整体发育达到成人水平的青春期阶段才能成熟，并开始产生相互作用。谷氨酸假说认为，在进入青春期时，如果控制兴奋的构造较为脆弱，那么谷氨酸系统就容易产生过度的兴奋，并引发精神分裂症。

GABA 能中间神经元的作用

到此为止，出现在我们面前的问题是：谷氨酸系统出现过度反应的原因究竟是什么呢？一种可能是 NMDA 受体等谷氨酸受体或相关结构发生了某种变异。为了对其功能进行补偿，谷氨酸出现过量释放。另一种可能是抑制过度反应的机制出现了问题。

既然谷氨酸是一种兴奋性递质，那么大脑中自然存在抑制与之相关的神经兴奋的构造，这便是在涉及海马体的内容中讲到的 GABA 能中间神经元。这种神经元可以释放名为 GABA 的递质。大脑皮质的锥体细胞通过两种方式建立联系，在相隔较远的细胞之间存在以谷氨酸为递质来传递兴奋性信号的通路，而在距离较近的细胞之间存在通过 GABA 能中间神经元相连接的抑制性通路。因为存在于锥体细胞与锥体细胞之间，所以它们被称为 GABA 能中间神经元。在此类中间神经元不能正常发挥作用时，大脑会变得容易兴奋。过度活跃的大脑不仅会发生功能减退，还有可能引发精神病状态。

实际上，有研究发现了 GABA 转运体的基因变异和 GABA 受体的异常表达等与基因相关的风险标记。因此，GABA 系统的问题也有可能成为发病的原因之一。

尽管在冰岛的家族中发现的神经调节蛋白 -1 的基因变异被视为精神分裂症的风险标记之一，但神经调节蛋白 -1 不仅对神经系统的发育具有必不可少的作用，而且在产前期等早期阶段就参与了神经系统的发育。神经调节蛋白 -1 基因发生变异的人会表现出不能灵活地移动眼球的倾向，这也是精神分裂症患者出现的特征。

神经调节蛋白 -1 不但对 GABA 能中间神经元的存

活具有不可或缺的作用，而且能够刺激中间神经元释放GABA，从而平息锥体细胞的兴奋。在通过基因操作降低小鼠的神经调节蛋白 -1 及其受体的基因表达后，它们因抑制系统无法正常工作而表现出与精神分裂症类似的状态。接受操作的小鼠变得既多动又容易兴奋，并且因缺少前脉冲抑制而出现过度的惊吓反应。不仅如此，它们的工作记忆等认知功能也出现了障碍。

通过抑制谷氨酸系统的信号传导，神经调节蛋白 -1 能够停止海马体 CA1 区的突触发生的长期且显著的反应，这种反应被称作长时程增强（LTP）。简而言之，如果神经调节蛋白 -1 不能顺利发挥作用，则长时程增强会发生亢进，并导致海马体的锥体细胞持续兴奋。

由此可见，神经调节蛋白 -1 与控制大脑皮质和海马体的兴奋的构造有关，它既参与这种构造的发育，又能激活其功能。这种构造出现的问题被认为与易激惹、幻觉、妄想、兴奋以及认知功能障碍等症状存在联系。

钙调神经磷酸酶假说的兴起

2003 年，以利根川进教授为首的麻省理工学院的研究团队在构成钙调神经磷酸酶的蛋白质亚基中发现了与精神分裂症有关的基因变异。这种基因变异不仅同时存在于白人和黑人体内，并且在日后被发现同样与日本人出现的精神分裂症具有密切联系。

钙调神经磷酸酶不仅对神经系统的功能具有调节作用，还能够在多巴胺系统与谷氨酸系统汇合的部分进行调节。此外，它还负责调节被称为长时程抑制的功能和神经生长因子的活性。钙调神经磷酸酶的异常可以对多巴胺 D1 系统 -NMDA 系统的过度活跃、认知功能障碍和神经元的萎缩做出充分的解释。

"钙调神经磷酸酶假说"认为钙调神经磷酸酶的变异是造成精神分裂症发病的原因。该理论有望实现多巴胺假说和谷氨酸假说的整合。

钙调神经磷酸酶不仅存在于人体之中，也存在于为数众多的动物体内。这种基因遭到破坏的小鼠会出现以工作记忆减退和注意障碍为代表的认知功能障碍及与社会性行为有关的障碍，这些表现都与精神分裂症相似。

后续的研究发现，在与钙调神经磷酸酶有关的 4 个基因簇中，有 3 个与精神分裂症的发病存在联系。这一发现进一步提升了人们对该理论抱有的期待。

今后，在该理论得到进一步阐明和证实的基础上，如果作用于钙调神经磷酸酶系统的药物得以开发，那么迄今为止难以获得充分改善的疑难病例就有望获得更加彻底的治疗。

第六章

精神分裂症与社会

精神分裂症发病的社会因素分析

1

各地的流行率和发病率参差不齐

近年来，随着以国家为单位进行统计的精神分裂症的数据不断完善，"精神分裂症在世界各地发生的频率基本一致"这一定论发生了动摇。

动摇的开端是爱尔兰人多发精神分裂症这一久为人知的事实。在与英国进行比较时，尽管爱尔兰的农村人口占比更高，但截至 20 世纪初，该国因精神疾病住院的患者数多达英国的 1.5 倍。精神分裂症在城市中的流行率更高，并且比起在家中进行治疗，城市中的患者更多被送入医院。考虑到上述情况，可以认为两国的患者数量实际存在更大的差异。

后续的研究发现，与欧洲其他国家相比，精神分裂症在爱尔兰的流行率也达到了其他国家的 3~5 倍。对移居至美国的爱尔兰移民和其他国家的移民进行的比较同样显示出类似的倾向。奇怪的是，在同处爱尔兰岛但民族和文化皆不相同的北爱尔兰，精神分裂症的流行率则与欧洲其他国家没有差异。

令人费解的事不止于此。高流行率仅表现在某个年龄以上的世代中，而在 1940 年后出生的人中则观察不到这种倾向。因为遗传因素很难在一代人之间突然发生变化，所以这种差异被认为是环境因素所造成的。

以从加勒比地区的牙买加等国移居至英国的移民为对象进行的研究发现，与当地人相比，精神分裂症在移民中的流行率达到其 9 倍。这一数字在迄今为止世界范围内所报告的流行率中首屈一指。然而在牙买加本土进行的调查并未发现很高的流行率。由此可见，移民这一环境因素导致精神分裂症的流行率大幅上升。不仅如此，据称与初代移民相比，精神分裂症在其子女中的流行率更高。

与上述情况截然相反的是，在居住于发达国家的某些群体中，精神分裂症表现出很低的流行率。他们是胡特尔派和亚米什人。胡特尔派居住于美国的蒙大拿州和南达科他州，是基督教再洗礼派的一个分支。他们在共有财产的基础上采取以农业为中心的传统生活方式。亚米什人同样是长期因袭传统的社会共同体，他们的生活方式不仅以农业为中心，更与现代文明无缘。

近年来进行的更为严谨的研究显示，无论发病率还是流行率都存在至少 5 倍的地域差异。在加纳、博茨瓦纳和巴布亚新几内亚等国，精神分裂症的流行率不足 0.2%。与之相比，日本和美国所表现出的 0.8% 流行率就显得很高。在欧洲和其他亚洲国家，精神分裂症的流行率在

0.3%～0.6%。在欧洲各国中，流行率高于日本的国家包括爱尔兰、挪威和瑞典，其中位于北欧的瑞典的流行率高达1.7%。

即使在同一个国家，不同地区之间也存在很大的差异。在热带的密克罗尼西亚群岛，精神分裂症在一些岛屿的流行率可以达到另一些岛屿的4倍。

18世纪前是否存在

尽管如此，与其他疾病相比，精神分裂症的地域差异仍然较小，其流行率在世界各地几乎相同的结论尚不足以被推翻。虽然各地的数值会因环境的不同而有所差异，但个体在一生中出现精神分裂症的概率（也称发病风险率）为0.4%~1.0%。大体来讲，这个数值是稳定的。结合这一事实可以推测的是，精神分裂症存在的时间或许与人类的历史同样漫长。

近年来，对这一定论提出异议的假说浮出水面。美国的研究者托里指出，在截至18世纪的文献中无法找到与青春型这一精神分裂症的核心类型有关的记录。举例来讲，尽管在莎士比亚的戏剧中存在不少表现出精神病状态的角色，但在这些角色中找不到可以被推测为患精神分裂症的人。

然而不接受上述主张的人恐怕也不在少数。以戏剧《哈姆雷特》为例，奥菲莉亚因为深爱的哈姆雷特误杀了自己的父亲而失去理智。她不仅产生了幻听，并且时而胡言乱语，时而唱起奇怪的歌曲。这类表现可以被怀疑为青春型精神分裂症的症状。

无论在哪个文化圈中，都有很多具有精神分裂型人格的人物被视为预言家或宗教家。从这一点出发考虑，可以大胆地认为与精神分裂症相关的遗传性状很久之前就已经出现了。

不过托里的理论也存在可取之处。根据他的推测，症状与青春型精神分裂症相似且康复状况不佳的患者在19世纪后骤增。这个推测似乎与事实相符。在18世纪行将结束时，美国的第一所精神病院在弗吉尼亚州建成。尽管该院当时只有24张病床，但这些病床直到30年后才被住满。而在20世纪上半叶，美国的州立医院总计30万张病床仍然不能满足收治的需求。

实际上，这种现象在19世纪时已经被视为问题。1829年，有人因精神病患者的数量在过去20年间增长到此前的3倍而发出警告。在处于现代化进程中的英国和法国，精神病患者的数量出现了急速增长，且这种倾向在年轻人和城市中表现得尤为明显。考虑到患者增加的速度之快，这种疾病甚至被描述为"看不见的瘟疫"。乘着现代化的浪潮，这种"瘟疫"随后也在美国和其他国家不断传播开来。

精神分裂症是否正在逐渐消失

近年来，多个国家和地区的报告显示精神分裂症的流行率有所降低。在英国、丹麦和新西兰进行的研究均报告了流行率的下降，并且在过去的10~25年，下降的平均水平达到

35%。此外，另有研究发现精神分裂症的症状也表现出减轻的倾向。基于上述事实，有人提出了"精神分裂症消失假说"，并主张这种疾病正在经历逐渐消失的过程。

然而考虑到诊断标准等因素存在差异，简单地对数字进行比较的做法也存在问题。这是因为一些曾经被诊断为精神分裂症的表现在现在会被判断为其他疾病，并且类似的情况正在逐渐增加。此外，在美国的巴尔的摩和纽黑文进行的调查显示，与20世纪30年代相比，精神分裂症的流行率反而升至曾经的2倍以上。精神分裂症在一些国家表现出减少的趋势，而在另一些国家反而出现增加的趋势，这两种情况形成了巨大的反差。在美国，精神分裂症诊断标准的适用范围正在大幅缩小，考虑到这一点，可以推测该病在美国的增长幅度比数字所表现出的更大。

从多基因遗传的机制来考虑，即使精神分裂症的流行率会随环境因素的改变而有所变动，也很难认为这种疾病会消失。与事实更为接近的解释是，英国、丹麦和新西兰的环境因素发挥了利于限制精神分裂症发病的作用。

贫困导致流行率上升

在发达国家，精神分裂症的流行率不仅在贫困阶层中较高，而且存在地区差异。已知的事实显示，精神分裂症在经济状况不佳的人集中居住的地区表现出更高的流行率。与富裕的阶层或地区相比，贫困阶层或地区的流行率是其3倍。

正如以心脏病和高血压为代表的各种疾病的流行率会随经济水平发生变动，精神分裂症的流行率同样与经济差异有关。嘈杂且不安定的居住环境、营养水平与儿童时期的抚养、失业和对未来的担忧以及人际关系造成的压力等因素使得贫困阶层很容易暴露于高强度的压力之下。这种倾向被认为在大城市中表现得更为明显。对生活在城市之外的人来讲，经济差异所造成的负面影响可以得到多种因素的补偿。这是因为他们能够通过人与人之间的联系及其他各种各样的途径来获得支持。

与发达国家相反，在发展中国家，精神分裂症更多出现在富裕阶层之中。对发展中国家的贫困阶层来讲，因为人与人之间的联系更为紧密，所以个体承受的压力可以得到分担。而富裕阶层则被认为更容易体验到精神层面的孤立和压力。

由此可见，从预防精神分裂症和为患者提供支持并与其长期共处的角度来讲，经济状况和社会环境都显得至关重要。

社会因果论与社会迁移论

如上一节所讲，贫困这一社会因素可能对精神分裂症的发病和康复产生影响。主张社会因素是精神分裂症的成因的假说被称为社会因果论。

然而社会因果论遭到了强烈的反驳。其中最具代表性的理论认为，不是较低的社会地位和贫困的经济状况造成了精神分裂症，而是患上精神分裂症的人流入了较低的社会阶层。

这种主张被称为社会迁移论。

随着戈德堡和莫里森于 1963 年发表的研究，两种理论的争端暂时尘埃落定。该研究显示，尽管与健康人相比，处于社会最底层的精神分裂症患者的比例更高，但在以患者的父亲为对象进行比较时，发现处于社会最底层的人的比例没有差异。由此可见，精神分裂症的人在出生时所处的社会阶层与他人无异，但他们在自己这一代流入了贫困阶层。尽管这一研究结果看似否定了社会因果论，但近年来出现的新的研究成果颠覆了这个结论。在《从精神分裂症中康复》一书中，作者理查德·华纳全面地讨论了社会因素与精神分裂症的发病和复发之间存在的密切联系，并明确了造成上述差异的具体社会因素。

经济繁荣促使住院人数减少

社会因素不仅与精神分裂症的发病有关，还会对患者的康复产生影响。引人注目的事实是，在社会经济繁荣时，住院的患者会减少，而在社会经济萧条时，住院的患者则会增多。在对纽约州的所有精神科设施进行调查后，布伦纳[1]清楚地发现因初次发病而住院的患者数在经济景气时有所降低，而在经济不景气时有所提高。住院患者的数量和失业率之间存在显著的相关，且二者的相关系数高达 0.8。

---

1. 布伦纳（Brenner），括号里标注的为原文这个假名对应的典型的英语写法。——译者注

　　对过往的 85 项长期追溯性调查进行集中统计的研究同样发现了类似的相关性。该研究显示，在失业率升高的时期，精神分裂症的康复状况不佳，而在失业率降低的时期，康复状况则出现大幅改善。

　　从上述事实中可以看出，相比于经济是否景气，就业情况有可能对康复状况产生更大的影响。

　　如第二章所讲，克雷佩林与布鲁勒这两位精神医学家为精神分裂症的概念奠定了基础。克雷佩林将其命名"早发性痴呆"，并为这种疾病赋予了极悲观的底色。与克雷佩林相反，布鲁勒对这种疾病抱有乐观的态度。他指出康复状况理想的病例不在少数，并更改了克雷佩林采用的病名。在华纳看来，两人对待精神分裂症的不同态度与他们各自所处时代的社会背景有很大关系。活跃于 19 世纪末的克雷佩林身处大萧条的时期，精神病医院中挤满了超额收治的患者，状况惨不忍睹。与此截然不同的是，在布鲁勒大展身手的时代，瑞士的经济繁荣发展，失业的人寥寥无几。患者不仅可以在住院期间享受到理想的环境，在出院后也能很容易找到就业机会。

　　从现如今的角度来看，当时的瑞士所保持的失业率之低不禁令人称奇。在失业率最低的 20 世纪 60—70 年代，该国的失业率长期维持在 0.1% 的水平。即使在失业率较高的时代，该国的失业率也很少超过 1%。当时的瑞士正可谓充分就业的社会。

无论是资本主义文化圈还是社会主义文化圈，在充分就业的社会中，精神分裂症都表现出很高的康复率。由此可见，安稳的工作无疑会为精神分裂症的康复带来莫大的积极影响。

工业化与城市化对康复造成不良影响

世界卫生组织（WHO）分两次进行的调查同样证实了上述倾向。在为期两年的时间里，该组织依据系统的诊断标准进行了追溯性调查，第一次调查的对象为世界上的 9 个地区，第二次调查的对象为 10 个国家的 12 个城市。其结果显示，在发达国家，被诊断为精神分裂症的病例不仅康复率低，而且康复速度缓慢。而在发展中国家，病例则表现出更高的康复率和更快的康复速度。

在试验性的第一次调查中，康复状况被分为 5 个水平。在参与调查的发达国家患者中，仅有 15% 的病例达到最为理想的康复水平。而在发展中国家，这个比例则达到 35%，是发达国家的 2 倍以上。与之相反，在康复水平最不理想的病例所占的比例上，发达国家达到 28%，而发展中国家仅为13%。在同属发展中国家的前提下，工业城市的康复状况与发达国家相当，也显得不甚理想。除此之外，农村地区的康复状况要优于城市。

简而言之，随着工业化和城市化的推进，精神分裂症的康复状况会变得愈发不理想。

在更为完善的第二次调查中，发展中国家的完全缓解率达到了 63%，而发达国家则止步于 37%。在发达国家中，有 9 成以上的病例接受了住院治疗，而在发展中国家，不仅只有 45% 的人有过住院的经历，而且采用巫术或偏方等特别的方式进行治疗的情况也不在少数。在发达国家，精神分裂症被认为难以顺利康复，而在发展中国家，精神分裂症则成了康复状况良好的疾病。

尽管发达国家采用更为"发达"的治疗手段，但精神分裂症的康复率仍然低于发展中国家。之所以会出现这种状况，有可能是因为工业化和城市化成了康复的绊脚石。

出现这种情况的原因何在呢？华纳认为这个问题的答案在于充分就业。尚未实现工业化的发展中国家主要采取以农业为基础的自给自足的生活方式，而很少采用雇佣劳动的形式。人们不是为了获得薪水而工作，而是自然而然地将工作视为生活的一部分。对他们来讲，无论参加劳动还是从事家务或育儿活动都不过是周而复始的日常生活的一环。在这样的社会中，人们不会以金钱为目的而被迫含辛茹苦地完成难以承受的工作。他们既不会因为迟到而被开除，也不会因为工作不达标而遭到降薪。在充分通融的环境下，每个人都能主动找到或被安排自己有能力承担的工作。由此可见，对精神分裂症的康复来讲，避免承受过重的负担和压力并结合病情选择工作是非常有利的。

不仅如此，因为发展中国家的各种工作都依赖于手工劳动，所以这些国家始终存在劳动力不足的状况，需要大量劳动力。这意味着这些国家容易实现充分就业。发达国家同样有可能出现这种状况。如前所述，瑞士保持着极低的失业率，而精神分裂症在该国的康复率也非常理想。

发展中国家康复率更高的原因

如第三章所讲，发展中国家不仅出现短暂精神病性障碍的人更多，而且即使存在幻觉和妄想的状态也更少发展为慢性症状。与此如出一辙的是，多项研究显示，在被诊断为精神分裂症的情况下，同样是发展中国家的患者表现出更高的康复率。举例来讲，即使进行乐观的估算，现如今精神分裂症在欧美国家的社会性康复率也难以达到 50%。然而在发展中国家，康复率达到 65%~70% 的国家不在少数。治疗技术相对落后的发展中国家反而表现出很高的康复率。

在发展中国家，很多人处于贫困状态之中。如前所述，在发达国家，贫困会导致精神分裂症的流行率提升。然而在国家整体尚处于贫困状态的斯里兰卡和毛里求斯等国，精神分裂症患者的长期康复效果远远好于发达国家。这种情况意味着什么呢？

这种差异表明，在发展中国家的社会里存在能够克服贫困这一不利条件的有利因素。

在 1900—1920 年的 20 年时间里，住院的精神分裂症患者实现社会性康复（康复状况在很大程度上达到生活自理且

经济独立的程度）的比率为 40%。而在抗精神病药于 1955
年被正式投入使用后的 30 年间，这一比率仅仅提升了数个
百分点。这种出人意料的现象是否意味着药物治疗效果不佳
呢？与其如此怀疑，不如从其他角度入手探究原因。

封闭的环境导致症状恶化

对患者的康复来讲，环境具有至关重要的作用。在没有
理想药物的时代，尤金·布鲁勒便在治疗领域成绩斐然。经
过他的治疗，首次发作的患者中有 60% 的人实现了社会性
康复。如第二章所讲，这 60% 的患者的康复状况达到了可
以通过就业来实现经济独立的水平。

布鲁勒非常重视将住院限制在治疗所需的最短时间之
内。他主张患者应尽量"在熟悉且适应的环境中"接受治
疗。他极力避免长期住院，并将帮助患者尽早出院视为当务
之急。

不仅如此，布鲁勒始终把住院患者的居住环境放在心上。
在关注细节的基础上，他尽心竭力地为其提供安静且舒适的
环境。他同时在作业疗法上颇费心思，不但为患者布置既适
度又有价值的任务，还勤于为其提供充分的娱乐和他们感兴
趣的活动。

此外，布鲁勒还强调在社会中从事适当的工作对康复具
有重要作用。在他看来，虽然"尽职尽责地完成工作对维持
正常的思考"有所帮助，但受到斥责和过重的负担所造成的

压力也会导致患者无法在工作中体验到快乐。因此他强调有
必要将工作调整到适当的强度。

　　当时，瑞士繁荣的经济状况和极低的失业率都对康复起
到了推动作用。即便如此，对现如今的情况来讲，想必布鲁
勒所奉行的理念仍然是不朽的真理。

2

根据社会因素分析进行的治疗

改善环境的重要性

20 世纪 40—50 年代，欧洲奉行先进理念的医院不再封闭病区的大门，并逐步推行在开放且自由的环境下进行治疗的尝试。在此基础上，医院实行了治疗师和患者携手改善院内环境的举措，并将这种双方共同参与的形式称为治疗团体。为了给地区内的患者提供支持，各地还开设了活动站并建立了顾问制度。这些为改善环境而付出的努力收到了成效，不但患者的出院率有所提升，而且长期住院和反复住院的患者的比例也大幅下降。

以英国的贝克斯利医院为例， 20 世纪 30 年代，该院中住院时间超过 2 年的患者占患者总数的 60%。1954 年，这个比例下降到 20%。而在这一年后，借助氯丙嗪进行的药物治疗才开始应用于医疗实践。1957 年，该院的长期住院患者的比例下降到 10%，而这种进一步的下降同样被认为是改善环境的努力所取得的成果，而非药物治疗带来的恩惠。之所以这样讲，是因为在医务工作者尚未熟练掌握药物治疗的阶段，接受药物治疗的患者反而表现出了更不理想的治疗效果（出院率）。

据称，在营造了理想环境的医院中，引入药物治疗并未大幅提高出院率。而在环境较为恶劣的医院里，药物治疗则显著地提升了治疗效果。

上述事实既体现出理想的环境对改善症状和预防复发具有重要作用，也说明药物治疗有可能在一定程度上减轻不良环境造成的负面影响。药物治疗、理想的环境以及心理和社会层面的关怀缺一不可。然而随着经济差距进一步加大，面临贫困问题的患者不仅更容易陷入恶劣的环境之中，还会失去就业的机会。在这种情况下，他们有可能倒退回依靠药物来抵消环境的不良影响的境地。

去机构化与适当的接纳

尽管比起将患者拘束起来的环境，尽可能尊重其自由和主体性的环境更为理想，但这种理念同样可能引发问题。在有必要接受治疗的状态下，如果过分重视患者的自由而将责任转移给对方，就会出现对其听之任之而置病情于不顾的情况。这种情况会同时给患者和社会造成损害。如果以住进医院并接受隔离有很大弊端为由一味地要求患者对自己负责，那么有些患者就会失去通过治疗获得改善并实现人生价值的机会，只能在混乱中碌碌无为地度日。归根结底，必须加以重视的一点是，精神分裂症患者很难产生自知力，因此很少主动寻求帮助。不仅如此，为了在社会环境中继续进行治疗，并为患者提供生活方面的支持，需要相应地营造接纳和包容的社会氛围。如果借"去机构化"之名大肆将患者赶出医院而怠慢社会支持体系的建设，就会造成令人倍感困扰的局面。

实际上，这种情况在美国已经成了现实。自 20 世纪 60 年代以来，该国精神病院的病床数大幅减少。被迫离开医院的患者中有很大一部分或是转入费用低廉但环境恶劣的疗养院或老人之家等机构，或是在走投无路的情况下沦为流浪汉。尽管在这一举措的背后同样存在削减预算的财政意图，但在表面上，它却高举"去机构化"的大旗来为自己正名。在患者的状态远不足以回归社会的情况下，医院抛弃了他们，并将他们推向社会。在这种举措的影响下，不但有众多患者没有得到治疗就被置之不理，而且有很多患者因触犯法律被送入监狱。

为了防止类似的悲剧重演，一方面需要持续对患者进行必要的治疗，另一方面也需要建立能够接纳患者的环境。在美国，无论从哪个方面来讲，患者的处境都不容乐观。

日本的情况远远好于美国。在营造接纳患者的环境的同时，去机构化也在稳步进行，并且这两项工作之间保持着良好的平衡。尽管如此，精神医疗仍然有可能在未来受到财政危机的波及而被置之不顾。为了避免这种情况，有必要在密切关注患者需要的同时探讨如何更加有效地使用财政预算。

家人与社会整体的参与

在非洲、拉丁美洲和亚洲等发展中地区，不借助现代精神医疗手段，而是由巫师或法师进行治疗的地方疗法流传到了现在。迄今为止在各地进行的调查显示，比起发达国家的现代精神医疗手段，地方疗法不仅在治疗效果上更胜一筹，而且接受此类疗法的患者也表现出更为理想的康复状况。很多患者经过短短一周的治疗时间就摆脱了疾病困扰，甚至有些地区报告的康复率高达 90%。

从西方医学的观点出发，将疾病归因于恶灵作祟或通过祈祷进行治疗可谓无稽之谈。然而从结果来看，这些方法取得的治疗效果则远远优于西方医学。为什么会出现这种情况呢？

地方疗法与围绕疾病和患者建立治疗团体的应对方式具有哪些共同点？这些共同点又与发达国家的治疗手段和应对方式存在哪些差异呢？

华纳的著作中引用了民俗学家本杰明·保罗所报告的危地马拉女性玛丽亚的事例。居住在小村庄里的玛丽亚因离奇的举止而被其他村民疏远，并最终陷入了伴有幻觉的典型精神病状态。玛丽亚坚信恶灵试图将自己带入黄泉。她会一边在屋外走来走去，一边自言自语。据她所讲，这是在和恶灵进行争战。

从西方精神医学的角度来看，玛丽亚陷入了幻觉和妄想

的状态，并伴有瓦解型症状和兴奋的表现。不仅如此，考虑
到她长期被社会孤立且表现出奇怪的行为，恐怕她的病情会
被诊断为青春型精神分裂症的急性恶化。

> 然而在了解玛丽亚的状态后，当地的巫师做出了
> 自己的判断，并采取了应对措施。巫师将她的病情诊断
> 为中邪，并指出正在折磨她的是一股超自然的力量。这
> 股力量是因为她的家人所采取的错误行动而被释放出来
> 的。巫师为玛丽亚进行了祈祷，并要求她的所有家人都
> 积极地参与其中。玛丽亚的状态决定了她有必要回到父
> 亲的家中居住。而在回家的一周之后，她就康复了。
>
> ——理查德·华纳
>
> 《从精神分裂症中康复》

这种应对方式看似缺乏科学根据，但实际上蕴含着对患
者的康复来讲至关重要的智慧。相信对临床或人类的心理有
所了解的读者能够意识到这一点。

其中的关键之一是巫师采取的态度，即不将眼下发生的
状况归咎于患者。通过直接或间接的方式，巫师指出造成这
种状况的原因在于周围的人，而玛丽亚只是无辜的受害者。
在这种态度的基础上，现状不再被视为患者的问题，而是转
变为其家庭和所在群体的问题。除此之外，另一个关键之处
在于要求所有与患者有关的人都积极参与。

实际上，这位巫师的治疗不仅治愈了玛丽亚，还帮助她
摆脱了被疏远的状态，并重新获得家人和村民的接纳。这正

好就是在社会层面进行的治疗。

　　上述情况并非个例。在对不同地区的各种地方疗法进行调查后，研究者异口同声地指出这些疗法绝不会把问题片面地归因于患者自身，而会将患者身上出现的超自然现象理解为其家庭和所在群体的问题。这样一来，患者不但不会被贴上"疯子"或"精神病患者"等标签，还会作为受害者获得人们的理解。随着整个群体积极地参与患者的治疗过程，不仅此前存在的隔阂与不信任感烟消云散，而且人们会积极地接纳患者。简而言之，这种治疗方式的意图不是将患者从共同体中孤立出去，而是努力使患者重新被"统合"进所在的群体。

　　这种对应方式与包括日本在内的现代社会所采取的处理方法是截然不同的。

　　如果与玛丽亚状态相同的患者到精神科医生那里就诊，恐怕就要开始住院并服用药物。即使幻觉和妄想的状态有可能因服药而出现大幅改善，也不意味着患者真正的问题得到了解决。恐怕在此之前患者就遭到家庭和社会的孤立，并体验着疏离感。这种状况会因在精神科住院并服用药物而得到强化，并成为导致病情再度恶化的隐患。正因如此，很多患者才会为了逃避可能被贴上的标签而不再到医院复诊并停止服药。这种做法会进一步促使病情恶化。

　　无论家人还是其所处的群体都不应将疾病视为患者的缺陷，并在此基础上对其横加指责，甚至将其排除在家庭或群体之外。将状况理解为大家共有的问题并接纳患者是至关重要的。

与过去相比，社会整体对精神疾病的偏见已经大幅减少。然而在出现这种积极转变的同时，仍有一部分人抱持着根深蒂固的偏见甚至敌意同样是事实。在这种情况下，至少家庭成员应该避免以疾病是患者的问题为由对其弃之不顾或百般责难。共同承担问题并加以解决不仅对患者有益，也有助于增强家人之间的同伴意识，并使家庭更为团结。由此可见，这种做法对患者以外的家庭成员同样具有积极作用。

在拥有一定程度的自我恢复力的家庭中会实际出现上述情况。在有人患上精神疾病后，全家上下为了克服困难而团结一心，并在治疗过程中收获难能可贵的亲情。这种事例屡见不鲜。

然而令人遗憾的是，同样有家庭因不能完全接受现实而相互推卸责任，最终分崩离析。

过劳或失业——不断恶化的工作环境

在承受着前所未有的巨大压力的基础上，现代人的精神卫生状况一塌糊涂。对很多人来讲，造成这种状况的罪魁祸首是逐年变得愈发严酷的工作环境。它迫使人们面对两种绝望的现实：一是忍受可能引发疾病甚至过劳死的工作条件，二是失业。只有少数幸运儿能够选择中间地带，即满足于微薄的收入而适度地工作。对大部分年富力强的人来讲，他们没有选择中间地带的余地。

　　即使患上精神分裂症，人们也不得不回到严酷的工作环境之中。在这种状况下，能够坚持工作的人的比例与过去相比显著下降。原本有能力出任正式员工的人无法坚持工作，只能接受没有保障和待遇不佳的兼职。原本能够轻易找到兼职的人也迟迟不能觅得工作机会。尽管随着新型抗精神病药的问世，药物治疗可以带来远胜于以往的康复效果，但能够就业的人在不断减少仍然是不可回避的事实。

　　没有稳定的工作会导致人生计划付诸东流。在日本，这种观念在男性中更为多见。勉强就业造成的压力会导致病情恶化，长此以往，很多人最终丧失了应对工作的心理承受能力。在这种情况下，能够领取医疗保险金的人尚能维持生计，但因没有按时缴纳社会保险等原因而失去领取资格的人就会陷入困境。迫于无奈，很多人只能依靠最低生活保障金来勉强度日。

　　尽管社会保障基金或最低生活保障金可以暂时缓解经济层面的不安，但是从精神层面的人生意义和自我价值感的角度来讲，问题并没有得到解决。如前面的内容所讲，对精神分裂症患者来讲，从事合适的工作不但能够为他们提供收入，还会在其他方面令其受益匪浅。在此基础上，他们的情绪状态得以保持稳定，精神分裂症复发的风险也会大大降低。

　　工作是人类最基本的日常活动之一。然而对神经脆弱的人来讲，重视效率与投入产出比的工作环境会将他们拒之门外。这种现象在当今社会随处可见，而在这种状况下，恐怕处境最为艰难的当属受困于精神分裂症的人。

如果社会能够为每个人都提供合适的岗位，彼此分担，共同协作，那么至少对精神分裂症患者来讲，这样的社会环境称得上是富于人性关怀的。

精神分裂症的治疗与康复

1

如何治疗并提供帮助

应尽早开始治疗

在明确意识到发病的数年前，精神分裂症的病程会以潜在的形式开始。在有些情况下，随着认知功能障碍和阴性症状的发展，大脑已经开始萎缩。如果把潜在的表现比作刚刚开始冒烟的小火星，那么阳性症状就是在此基础上一举燃起的大火。长期不加以治疗会加剧大脑受到的损害。如果神经元受损的程度逐渐加深，那么久而久之，这些损害会发展为不可逆的病变。

为了避免这种情况，必须及时治疗。只有尽早采取措施，才能在最初的阶段阻止火势的蔓延，并将火扑灭。

想要做到这一点，就有必要在出现疑似精神分裂症的症状时立即就医，并开始治疗。除此之外，即使在看似正常且健康的时期，一旦发现早期症状或原因不明的认知功能障碍，也最好前往专业的医疗机构进行咨询。

实际上，及早开始治疗的患者更容易将病情遏制在尚未深入发展的阶段。他们不但症状较轻，而且具有更好的社会适应能力。结合实践经验来讲，在神经容易变得过度敏感的阶段，在某段时间内少量服用具有抗精神病作用的镇静剂有可能起到预防发病的效果。

然而即使是专科医生也未必能充分地认识到早发现和早治疗对精神分裂症具有的重要意义。不仅如此，即使医生主观上怀疑精神分裂症的预兆，在没有发现显著的阳性症状时，也难以坚决地做出精神分裂症的诊断。不仅患者不希望被诊断为严重的疾病，医生也不愿意轻易做出类似的诊断。在这种心理的作用下，有些医生不会提醒患者可能处在精神分裂症的潜伏期，只会在避重就轻地安抚患者后结束诊疗。还有些医生会做出"抑郁状态""心因性反应""神经症""自主神经失调"或"发育障碍"等诊断，并暂时针对出现的症状进行治疗。然而，因为有些医生没有清楚地意识到精神分裂症的发病风险，所以有些患者明明定期前往医院，却仍然在治疗过程中发展为精神分裂症。

易于使用的非典型抗精神病药降低了早期服药的难度。从上一段提到的情况出发考虑，这种药物的问世可谓一大幸事。非典型抗精神病药不但适用于抑郁症和双相情感障碍，也有助于改善神经过敏等容易伴随以发育障碍为代表的疾病出现的症状。得益于这一特性，在没有明确意识到精神分裂症的前提下及早开始用药的情况与日俱增。在此基础上，精神分裂症的康复状况有望在今后得到改善。

保障患者的安全感

精神分裂症的神经过敏与一般意义上的敏感截然不同。如同自我意识障碍所表现出的症状，患者因外部世界和自身之间的界限不复存在而感觉自己无时无刻不遭到入侵，并认为自己的内部世界正一览无余地暴露在他人面前。这种状态好比自己身上的衣物变得透明。不过对患者来讲，暴露于众目睽睽之下的不仅是身体，还有自己的内心。为了在这种状态下保护自己，他们或是避免接触他人，或是把自己关在门窗紧闭的房间里。有些人只在夜深人静时偷偷摸摸地外出，也有些人会在感到不适时突然戴上墨镜。上述行动都是为了尽量缓解毫无防备地暴露于外界的感觉。

在接触患者时，关注上述情况并极力避免威胁到他们脆弱的安全感是至关重要的。在遇到个性张扬的医护工作者或性情急躁的亲属时，他们出于善意的举动有可能给患者造成压力，并导致其症状恶化。尽管在很多时候患者因无法主动拒绝而表现得言听计从，但他们的抵触会在日后以病情恶化的形式得以体现。

与患者接触的第一要务是不表现出强烈的情感或自我主张，并以包容的态度配合对方的节奏。避免大声且粗鲁的说话方式，并轻声细语地对患者讲是至关重要的。强硬地用自己的节奏引领对方或一味地将自己的期待强加给对方的做法同样是需要极力避免的。在打算进行新的尝试时，需要通过

"你希望怎么做呢""你怎么看呢"等问题来确认对方的想法，而不能仅执着于推行自己的想法。

除此之外，批评的口吻和否定对方人格的措辞自然也是不可取的。类似于"你怎么又病了"的说法反而会促使患者拒绝承认自己的病情。

如何理解"和睦关系"

在考虑为精神分裂症患者提供治疗和援助时，"和睦关系"（rapport）是一个非常重要的关键词。rapport 原为法语词汇，意为"联系、关系"。然而在应用于精神医疗领域时，它被赋予了更深层的含义，即情感和想法相互疏通的状态。之所以借用法语词汇，是因为最先提出这层含义的是曾经活跃于法国的催眠治疗师弗朗兹·安东·麦斯麦。麦斯麦注意到可以通过交流在治疗师和患者之间可以建立起一种特殊的联系。患者对治疗师的言语做出特别的反应，并按照治疗师发出的暗示行动或改变自己的精神状态。

尽管催眠治疗在日后发展为精神分析疗法和现如今的心理疗法，但在治疗师和患者之间建立起的和睦关系仍然在治疗领域中发挥着不可或缺的作用。不过时至今日，和睦关系早已不再是帮助治疗师像操纵木偶一般控制患者的手段。这个概念被重新定义为能够在对等的基础上真诚地进行思想和情感交流的状态。

在受到精神疾病的影响时，人们丧失了可以用来保护自己的理性与一如既往的行动方式，并陷入了毫无防备的混乱状态。眼前的状况令他们感到既莫名其妙，又束手无策。他们一方面渴望来自他人的指点和引导，另一方面又因不安和恐惧而无法对任何人产生信任感。

为了对处于这种状态的患者进行治疗，治疗师有必要帮助患者克服不安情绪，并引导患者在产生信任感的基础上敞开心扉。在成功地走到这一步时，和睦关系便得以建立。确立和睦关系是有效地进行治疗并提供援助的基础。

精神病状态与意识活动和理性思考都显著减少的催眠状态有几分相似。处于精神病状态时，很多患者会对自己遇到的治疗师产生特殊的信赖。在受困于恐惧而无法相信任何人时，深陷孤独的患者勇敢地选择对我们敞开心扉。面对他们所展现出的勇气，我们必须在心怀敬意的同时真诚地予以回应。

和睦关系的建立伴随着相应的责任。因为对方将自己的命运托付到我们手中，所以我们必须努力将不辜负这份信任放在首位。

在获得治疗师与援助者的真诚而体贴的帮助后，感到安心的患者会对他人产生信赖，并向前迈出脚步。然而，如果患者动辄被安排新的治疗师，或经常需要迁就治疗师和援助者的安排，并因此感到自己被对方抛弃，那么他们的内心就会产生慌乱，并逐渐变得难以与任何人建立起信任关系。和睦关系绝不仅仅是为了给治疗师和援助者提供便利而建立的。

治疗关系的建立与维持

精神分裂症的一大特征是患者很难自发地意识到自己患有疾病。在意识不到病情的同时，他们认为出现异常的是周围的人和状况，并对此深信不疑。处于这种状态的人有必要接受治疗并谋求康复。为了实现这个目的，与他们建立信任关系显得尤为重要。

那么，治疗师应该如何说服没有意识到自己患有疾病的人接受治疗并顺利服药呢？

不认为自己患有疾病可谓患者的常态。然而即使意识不到自己的疾病，他们也会体验到痛苦或某种不快之感。实际上，有些患有精神分裂症的人会主动前往医疗机构并寻求治疗。当然，即使在这种情况下，他们也常常将似是而非的症状视作问题而不把它当成疾病。

有一名女性听到有声音不断地喊她"丑八怪"。这种谩骂不绝于耳，令她倍感痛苦。为此，她来到精神科就诊，并希望接受整形手术。这名女性的"主诉"是希望通过整形来获得不会被称为丑八怪的外表，但只要稍作思考就不难发现，如果希望接受整形手术，就应该前往美容整形外科，而不是精神科。尽管如此，这名女性却自发地选择了精神科。由此可见，尽管在嘴上避而不谈，但她已经不由自主地意识到自己出现了某些精神方面的问题。尽管患者很难意识到自己身患疾病，即缺少自知，但他们中的很多人会感觉自己可能生了病，或者出现了某些异常。类似的感觉被称为"病感"。

在引导患者接受治疗的过程中，病感可以成为重要的牵引力。治疗师需要抱着谨慎的态度来关注患者的病情，并在此基础上采取张弛有度的方式引导患者产生接受治疗的意愿。

即使面对陷入幻觉和妄想而毫不自知的人，经验丰富的精神科医生也能够引导他们产生接受治疗的愿望，并与他们建立起治疗关系。

在因难以理解的状况而备受折磨却对其束手无策的同时，为数众多的患者渴望有人向他们伸出援手，并采取一些措施来帮助自己摆脱窘境。为了劝说患者接受治疗，在充分体谅这种心情的基础上，治疗师需要从医学的角度细致入微地做出说明，并站在专家的立场帮助患者看到治疗不仅可以使他们倍感轻松，还能够改善令他们痛苦的状况。

站在患者的角度考虑，令他们感到毛骨悚然的是难以把握发生在自己身上的状况。不仅如此，不明就里地服药、打针甚至住院有可能强化他们的恐惧情绪。治疗师不仅有必要缓和患者体验到的不安与恐惧，还需要在此基础上提升他们克服困境并回归正常生活的意愿。为了实现这一目的，治疗师需要考虑如何帮助患者鼓起勇气来尝试自己提出的治疗方案。

对本已受困于恐惧的患者来讲，他们只有鼓起巨大的勇

气，才能在初次见面时将自己托付给身穿白大褂的医生。为
此，他们必须对眼前的医生产生或多或少的信赖。对治疗师
来讲，实现这一点的关键在于共情患者的苦恼的能力和令对
方感到安心的气质。在精神分裂症方面有所长的精神科医生
不仅能够在共情的基础上展现出乐于接纳对方的真诚态度，
而且具备让初次见面的人感到放心的气质。这种气质与生俱
来，并在接受职业训练的过程中被进一步打磨成型。如果面
前的人个性张扬且总是直言不讳，并在咄咄逼人的言语中表
现出尖酸刻薄或冷嘲热讽的态度，那么精神分裂症患者就会
心生紧张。在有些情况下，具有这种性格的医生越是热心地
对患者进行问诊，就越会导致患者病情恶化。

在不同阶段以不同的方式提供支持

① 在急性期让对方感到安心

处于被幻觉和妄想支配而彻底陷入混乱的急性期时，
缺少理性的患者容易对现实产生曲解。即使是不起眼的小事
也容易给他们留下深刻的印象，或让他们的情绪产生剧烈的
波动，并造成深刻的误解和不信任感。在这个阶段，大量讲
解复杂的内容有可能加深对方的混乱，应有意采取的行动包
括：面向对方，认真倾听，边点头边表示"我很理解你的心
情"，简单明了地做出必要的指示以及避免长时间的问诊。

在患者所讲的内容缺乏条理时，治疗师需要不时地重复
对方的话，或是将听到的内容反馈给对方，并在此基础上帮

助对方厘清想要表达的内容。如果始终被动地听而不加以反馈，那么对方的表达就会变得愈发支离破碎。

避免情绪化的反应并始终以平稳的心态接触患者同样是关键。举例来讲，即使患者激动地破口大骂，治疗师需要做的也不是从正面对其发起挑战，而是站在对方的立场上不带情绪地与对方交谈。在这种情况下，应采用"你慢慢说，我会认真听的"或"发生什么了""遇到了什么让你讨厌的事吗"等表达。

在此基础上，尤为重要的是在避免否定患者的同时发现好的方面，并加以肯定。治疗师可以具体指出在患者身上看到的积极信号，"人开朗了不少""情绪平稳了很多"或"正在稳步好转"等肯定性的信息能够让对方感到安心。带着肯定的态度接触患者不仅利于对方的康复，也有助于和对方建立良好的关系。

②康复期暗藏的危机

在度过狂风暴雨般的急性期后，患者所讲的话不但条理清晰且有实际依据，说话时的表情和口吻也更为平和。因为他们会在碰面时露出灿烂的笑容，所以无论医护人员还是家人都会乐于与他们见面。尽管如此，精神分裂症的康复期中仍然存在两重危机。

第一重危机是因渴望马不停蹄地进入下一阶段而出现操之过急的情况。住院的患者会希望尽早实现外出或外宿，尽早转移到开放式病区甚至尽早出院，并因此心里焦虑不安。而定期来院接受治疗的患者则会产生"想尽快一个人出门""想尽早恢复学习或回到学校"或"想及早回到工作岗位"等焦躁的念头。此类焦躁的表现不仅存在于患者身上，也反映出家庭成员和治疗师的心情。在这种情况下，只有克制住急于求成的想法并按部就班地给予康复过程充分的时间，才能实现理想而稳定的康复效果。

第二重危机是第三章曾涉及的精神病后抑郁。这是在激烈的精神病状态后出现的能量消耗殆尽的状态。在能量耗尽的同时，患者在精神病状态下构筑自身世界的基本观念随之土崩瓦解。不仅如此，此时的他们尚未重新建立起足以在严苛的现实中支撑自己的自我价值感。他们难以从现实世界中寻找到意义，因此感到既无力又空虚，并认为自己毫无价值。他们有必要逐步着手有助于在现实生活中觅得快乐和喜悦的活动。为此，在确保患者充分休养的同时，需要悄悄地帮助他们将注意力逐步转向自己关心和感兴趣的事。在这一过程中，分享他们关心和感兴趣的事，并积极地肯定他们为之付出的努力是至关重要的。

康复过程中不安定的时期也被称为临界期。与飞机在跑道上滑行并起飞的阶段相似，这个时期同样容易发生意外。只有成功跨越这个时期，康复过程才能进入平稳的轨道。

③ 为长久持续的稳定期提供支持

随着康复状况趋于稳定，患者会回归正常生活。可以说真正的较量在这里才刚刚开始。日常生活可谓周而复始。在

精神分裂症：你尚未知晓的事实

一成不变的循环往复中，点滴的喜悦支撑着人们不断前行。在这一点上，精神分裂症患者也不例外。对他们来讲，学会重视一成不变的日常生活并从中寻找到乐趣显得尤为重要。如果勉强患者上进并不断施压，就会与真正的稳定背道而驰。

康复状况因人而异，有些人甚至能够达到可以就业的水平。然而在现如今苛刻的工作环境中，即使是曾经能从容地找到得心应手的工作的人也很难获得就业机会。在这种情况下，如果一味地将就业作为目标，患者就容易认为没有工作的自己一无是处。但事实绝非如此。这种局面是过于严酷的工作环境造成的恶果。在现如今的时代中，即使是健康且充满活力的人也难以找到工作。不仅如此，雇佣劳动也不是体现个人价值的唯一方式。人们可以通过各种各样的方式发光发热。

有一名患有精神分裂症并伴随慢性幻听和妄想的男性在10余年间日复一日地照顾年迈的母亲，还有一些患者会悉心照料患阿尔茨海默病的双亲。做饭和打扫卫生等家务同样是不可或缺的工作。在能够心满意足地完成做饭和打扫的日常家务活儿后，很多人的状态得以稳定。也有人因为学会一道新菜而焕发出新的活力。在以某种方式发挥作用并获得认可后，人们的内心会获得稳定。类似于"真的帮了大忙""谢谢你一直帮我"和"手艺大有长进"的只言片语能催生出莫大的喜悦。

患者主动地定期到医院接受治疗并服药的状态被称为

"治疗依从"或"服药依从"。"依从"来源于英语"Adherence"，意为"坚持、严守"，并且更强调自发地遵守。在过去，这个概念对应的英语是"compliance"，表示遵照医嘱服用药物。为了将被动参与治疗转变为主动争取康复，并在预防复发的基础上维持良好的状态，提升依从性是至关重要的。

坚持服药是因为患者对自己的病情有所认识，并且不愿重蹈覆辙，但这种行动的意义不止于此。它同样说明患者希望遵守与医护人员和家人之间的约定，而不愿辜负他们的信任。之所以产生这种想法，是因为他们意识到自己获得了医护人员和家人的认可。如果不能在现实中发现自身的价值，那么患者有可能再度尝试在妄想中寻求逃避。如果这种做法也不被允许，那么他们甚至会结束自己的生命。

在提供支持的过程中，双方会建立起一种不可思议的关系。有时在不知不觉间，提供支持的一方或许会变成获得支持的一方。久而久之，处于这种关系中的双方会实现相互拯救，并成为对方的希望。

在暂时康复后延续治疗以防止复发的重要性早已无须赘述。对慢性病来讲，为期数年甚至数十年的治疗是必不可少的。在这一过程中，产生各种各样的动摇是不可避免的。在多年没有出现症状的基础上，产生已经痊愈或无须继续服药的想法同样是人之常情。

在康复过程走上正轨后，为了尽量避免破坏这种势头，只需要在尊重患者的主体性的前提下悄无声息地为他们提供帮助。然而在察觉到危险的征兆时，则需要毅然决然地拉响警报。为了让患者回忆起治疗的初衷，类似于"现在正是关键时刻"和"这个阶段是复发与否的分水岭，必须认真服药"的劝告是必不可少的。

家人与其相处的方式影响复发率

多项研究表明，能否安心地在家中拥有一席之地在很大程度上左右着精神分裂症的康复状况。据称，患者在家庭内获得的接纳甚至具有与药物治疗不相上下的效果。换言之，如果家人在与患者相处时采取不恰当的态度，那么即使患者服用再多的药物，其效果也有可能被抵消。如果家人能够善待患者，那么他们为保持稳定所服用的药物就可能逐步减少。

那么，怎样相处是不恰当的呢？人们应该有意识地采取的相处方式又有哪些呢？

在伦敦的精神医学研究所进行的著名研究中，精神分裂症患者的家庭依据情感表达的强度被分为"高情感表达家庭"和"低情感表达家庭"两类。该研究发现，在出院后回归高情感表达家庭的患者中，有超过5成的人在9个月内复发。而在出院后回归低情感表达家庭的患者中，复发率仅为13%。与按规律服药的一组患者相比，低情感表达家庭中的患者表现出与其几乎相同的复发率，而高情感表达家庭中的患者的复发率则接近其4倍。

高情感表达家庭的判断标准如下：

- 出现较多批判性的言语和行为
- 对患者表现出敌意
- 明显的情感卷入（过度保护或自我牺牲式的奉献，投入过多的心思）

在上述三点中，影响最恶劣的是表现出敌意。仅凭这一点就可以判断为高情感表达家庭。此外，另一项值得关注的标准是只要存在一名高情感表达成员，则整个家庭就会被判断为高情感表达家庭。在母亲较为包容的同时，父亲对患者抱有评判性态度的事例屡见不鲜。

在很多情况下，家人片面地认为自己所采取的行动对患者有益，而没有意识到这些做法给患者造成的压力。"为你好"的想法一旦太过强硬就有可能适得其反。

在与患者相处时，无论是单方面地进行频繁的说教，还是强硬地闯入对方的内心世界，都会剥夺对方的安全感并给对方造成更大的压力。这种做法会提高复发的可能性。有意识地避免过度干涉并尊重对方的主体性是至关重要的。家庭成员应尽量减少具有否定色彩的言辞，并尤其注意避免采用将对方视为累赘或可能伤害对方自尊心的表达方式。

包容及乐观的态度至关重要

如果某些家庭成员对患者采取批判的态度，甚至对其抱有敌意，则复发的风险会提高数倍。除此之外，如果家庭成员容易对患者的状态做出情绪化的反应，则同样有可能提高恶化的风险。

　　反之，如果家人能够接受患者的状态，并以包容的态度与对方相处，而不在出现问题时表现得过于敏感，那么患者的康复状况就会大幅提升。

　　这种倾向同样表现在社会整体的层面。社会对精神症状采取的态度越宽容，患者在康复后就越容易适应社会，疾病的转归也会表现出越发理想的倾向。与此相反，过于敏感和排斥性的社会氛围会给康复造成不利的影响。

　　在观察到以幻听和自言自语为代表的"症状"时，西方的精神医学理论会将其视为怀疑精神疾病的重要"症状"。然而在发展中国家或地区的氏族社会中，出现少量幻听的情况通常不会被视为生病。不仅如此，这些人往往被认为具有"通灵"的能力并受到尊重。实际上，在发达国家被视为精神病患者的人在发展中国家的农村地区反而会获得很高的社会地位。

　　除此之外，如果周围的人对疾病的康复抱有乐观的态度，那么康复状况也会趋于理想。以对疾病的转归抱有悲观态度的克雷佩林和对患者的康复感到相当乐观的布鲁勒为例。布鲁勒任职的莱茵瑙精神病院是当时臭名昭著的精神病患者收容机构，其中禁闭着出现慢性症状的患者。在这种情况下，即使布鲁勒和克雷佩林一样认为这种疾病的恢复状况不佳，并对患者的康复不抱期待，恐怕也不足为奇。然而布鲁勒满怀希望地采取了一系列措施，并最终将克雷佩林的时代仅为12% 的治愈率提高到 5 倍以上。

在与患者接触时，对康复抱有信心的态度是至关重要的。

如何应对"不可理解"的症状

尽管我们无法直接把握他人的内心，但是作为人，我们有能力对表情、言语和行为所具有的意义，即其背后所蕴藏的情感和意图进行推测。即使推测并不总是一语中的，但只要通过进一步的对话来深化交流，就有可能实现更为准确的理解，并在此基础上分享对方的所思所感。身为精神医学家兼哲学家的卡尔·西奥多·雅斯贝尔斯将上述情况称为"可理解"。在通常情况下，我们生活在可理解的世界中。

然而在出现精神病性症状时，受其影响的人会注意聆听幻听的内容，并大声对其做出回应，甚至言听计从地打算飞身跃出窗外。在周围的人看来，这种状况显得难以理解。即使向对方询问理由，也只会因答非所问而愈发感到无法理解。

举例来讲，有一名女性在睡觉时会铺上好几床被子，并戴上口罩。在被问到理由时，她抱怨道："因为一层新搬来的住户会打开窗户，所以屋里凉飕飕的，我受不了。而且他还会一口接一口地抽烟，呛得不得了。"实际上，一层和二层采用完全独立的设计，因此无论楼下的人打开窗户还是抽烟，都不会对这名女性造成影响。尽管如此，她仍然切实地感觉自己遭受到风吹和烟熏，并因此痛苦不堪。

这名女性的体验既无法通过一般常识来理解，也难以分享给其他人。卡尔·西奥多·雅斯贝尔斯将这种状态称为"不可理解"。

深入了解便能理解

卡尔·西奥多·雅斯贝尔斯的定义可谓简单明了，但实际情况并非如此单纯。例如，在上述事例中，在进一步了解情况的基础上，这名女性的行为和言语就会在一定程度上显得可以理解。她曾经目睹新搬来的住户打开房间的窗户抽烟，而她晾晒的被子刚好挂在那扇窗户上方。这件事让她感到非常不快。

能否"理解"取决于是否获得了充足的信息。不仅如此，仅仅依靠外显的行为得出的结论和在深入了解对方的内心体验后做出的判断也会截然不同。在感觉难以"理解"时，人们倾向于不假思索地认为对方所说的话"莫名其妙"或"支离破碎"。从某种意义上来讲，草草做出"不可理解"的结论能够让听话的一方落得轻松。如果因"不可理解"而认为对方失去了理智，并判断对方患上了精神疾病，那么对方的表现就会被视为单纯的症状。在这种情况下，无论患者试图通过"莫名其妙"的言行来表达怎样的意义，他们的努力都会被视作问题的表现而付诸东流。

然而在很多情况下，即使是乍看起来既莫名其妙又难以理解的言语和行为，只要进一步听取对方所讲的内容并了解相关的情况，就会恍然意识到对方的言行合乎情理，并对潜藏在言行背后的感受产生共情。

对精神世界缺少关注的精神医学

令人遗憾的是，现如今的精神医学似乎正在逐渐失去与理解有关的意愿和关心。在以精神医学为名的同时，这一领域却丧失了对精神世界的关注。在将脱离现实的言语和行为定义为疾病症状的基础上，精神医学只关心如何通过药物治疗将其祛除。借助药物治疗来减轻症状的重要性毋庸置疑，这是因为如果对幻觉和妄想一味采取放任的态度，那么大脑神经系统就会受到损伤。

然而与此同时，如果将患者出现的症状简单地视为疾病的症状而不探究其意义，就始终无法体察患者的苦恼，以及他们希望通过被定义为症状的表现所传递的信息。如果满足于此，就会因错失良机而难以发现患者身边存在的导致其发病的问题，并造成病情反复。

不仅如此，以现如今的医疗技术来讲，在多数情况下，精神分裂症很难被彻底治愈。在为数众多的患者不得不与幻觉和妄想等症状长期共存的情况下，如果将通过药物祛除症状作为唯一的康复指标，那么很多人就要直面"治不好"的现实。即使症状可以得到缓解，患者也很难彻底做到康复如初，并不得不在与幻觉和妄想共存的同时继续自己的人生。

在上述现实面前，如果将伴随患者的幻觉和妄想等症状简单地定义为疾病的症状，并试图将其抹除，那么不仅患者的体验所反映出的感受和想法很难得到理解，而且这些体验也很难彻底消退。由此可见，将此类症状作为患者的一部分予以接纳和尊重，并汲取它们所传递的信息是至关重要的。

如何应对妄想性的言语和行为

有些患者会固执地向家人或医护人员反复提起脱离现实的妄想。他们所讲的内容时而表现出妄想性，时而具有夸大的色彩。

在内容具有夸大色彩的情况下，相同的妄想症状持续10年以上的患者屡见不鲜。即使在症状减轻后不再将妄想挂在嘴边，他们也可能在某些因素的影响下再度讲述起相同的内容。

在某种程度上，这种内容具有夸大色彩的妄想会成为支撑患者活下去的动力。可以认为现实生活越不如意，他们就越会牢牢抓住能够体现自己价值的妄想，并借此来维持精神状况的稳定。对于在现实世界中感到有所缺失的他们来讲，妄想是他们尝试以打破现实的方式来进行补偿的表现。他们利用这种方式筑起最后的堡垒，并借此来守护自己被贬低的尊严。

"没有了会心虚"

有一名年过五旬的女性在很长一段时间里妄想自己是被选中的特殊人物。在妄想因为新药的作用开始消失时，她如此表示：

"一想到那只是妄想而不是现实，我就会觉得心里空落落的，感觉自己无依无靠。即使知道不是真的，我也希望活在那样的世界里。"

在药物治疗起效或其他因素的作用下，夸大妄想有时会出现消退。在这种情况下，需要对患者多加留意。这是因为患者失去了支撑自己的希望和心灵寄托。能够在现实中找到希望和心灵寄托固然理想，然而希望和寄托幻灭的时候，他们有可能选择轻生。

妄想消失后

某名正在住院的女性始终抱有举世闻名的大明星对自己情有独钟的妄想。她不断表示对方会来医院迎接自己。经过治疗，她的病情大幅好转，甚至获得了外宿的许可。有一天，她为了观看那位大明星的演唱会而独自离开了医院。在她顺利欣赏完演唱会并平安无事地回到医院后，周围的人都感到如释重负。然而随后发生的事却让众人大吃一惊。这名女性开始表示："认为他爱着我或许只是我的妄想。"之所以会出现这种表现，是因为她期待在演唱会中发生的所有事都未能如愿。尽管此后她的生活一如既往，但在某次外宿的过程中，她突然尝试了自杀。

对患者来讲，妄想是他们最后的支柱。如果能够理解这一点，就可以意识到无论盲目地以"那不是现实"等言语来否定他们的妄想，还是对他们的状态做出批判，都不是明智的应对方式。实际上，越是遭到周围人的否定，患者就越会筑起坚固的壁垒。

然而面对脱离现实的妄想，人们很容易皱起眉头表示"怎么又在说这种话"，并开始对患者进行说教。越是喜欢一本正经地讲道理的人就越难以对这种状况置之不理。他们会竭力否定患者所说的内容，甚至质问对方"为什么要说这种蠢话"。

在某种程度上，这种做法无异于对信奉神明的人表示现实中不存在神。

从患者的角度来讲，当自己的依靠被否定时，他们会感到自身价值进一步遭到贬低。为了做出补偿，他们会强化自己的妄想。久而久之，在有些情况下，否定自己的人会作为"加害者"被编排进妄想。

真诚地倾听患者所讲的话，并对他们讲的内容加以重视的态度是至关重要的。在这种情况下，需要重点关注的是患者的言语和行为背后的所思所感。换言之，我们要发现并理解是怎样的处境或体验造成了他们现有的想法。此时此刻，患者想通过这些话表达怎样的意图呢？在倾听的过程中，需要带着类似的问题把握隐藏在言语背后的信息。

需要重视的另一点是，在通过肯定的态度来提升其价值感的同时，对患者感兴趣或关注的事主动表现出关心。除此之外，发现患者身上的优点并加以认可也很重要。

在患者面如死灰并表现出紧张而敏感的状态时，应尽量不使用具有否定色彩的言辞，并避免在交流中采取正面对抗的态度。在这种情况下，只需耐心地倾听患者所说的话，对内容进行充分的理解，并汲取其中包含的意图。

如果患者经常讲出被害性的内容，则说明他们正感到惴惴不安，并因当下的处境倍感痛苦。此时，为他们提供更加舒适的生活并增加他们的期待是至关重要的。

不再鲜明的妄想

让我们来了解一名年轻女性的事例。她妄想当红的音乐家对自己情有独钟。对她来讲，无论看电视还是读杂志都是令她感到既欢欣雀跃又惴惴不安的激动体验。这是因为在电视节目、杂志的采访和他口中的歌词里，深爱着她的音乐家都在向她传递特别的信息。即使在录制电视节目的过程中，他也会明目张胆地向她示爱。他时而深情地注视她，时而倾吐意味深长的话语。这些举动都令她在羞得面红耳赤的同时感到心里的小鹿乱撞。

有时她会不安地说："他了解我的一切。这真的可能吗？"有时她会忐忑地表示："明明是在录制节目，却说出这么大胆的话，连我都为他捏把汗。"

因为音乐家的一举一动是通过摄像机的镜头传递给观众的，所以尽管她能看到对方，对方却看不到她。即使将类似的事实摆在这名女性面前也无济于事。她固执地认为自己所讲的话句句属实，只是周围的人不肯相信。

经过药物治疗，这名女性的睡眠障碍、神经过敏和兴奋状态有所改善，但未能去除的妄想仍然伴随着她。即使在能够主动服药并开始独立生活后，她也会定期到医院复诊并按时吃药。她清楚地认识到在药物的帮助下，自己可以避免神经过敏的状态，并过上平稳的生活。然而在提到妄想的部分时，她的态度却截然不同。妄想是她坚守的最后的防线。

在接受诊疗时，她会在结束平常的对话后扭扭捏捏地低声诉说自己独特的体验。如果医生有意不触及这个话题而结束诊疗，她就会露出意犹未尽的表情，并在起身离开时表现得恋恋不舍。她真正想要畅谈的正是自己的妄想体验。这种体验是她最感兴趣的话题，而分享这种体验也是她最迫切的需要。

如果医生不愿意听，那么对这名女性来讲，到医院接受诊疗就会失去意义。即使感觉医生并不相信自己所说的话，她也希望向对方讲述自己的遭遇和随之而来的感受。

在一阵倾诉过后，有时她会带着试探的口吻说："在医生您看来，我所说的都是一厢情愿吧。不过我说的都是真的。虽然您可能并不相信。"有时她反而会用怀疑的口吻表示："真的会有这种事吗？"或疑惑道："这样下去真的好吗？"在医生向她解释这些体验不是实际情况，而是她的感觉时，尽管她会边听边点头，但这种反应所表达的意思是"果然他不肯相信我"。她的妄想时强时弱，这似乎说明她对自己的妄想产生了不安或负罪感。然而一旦被指出妄想并非现实，她的妄想就会立即变得更为活跃。

面对这名女性的状态，她的母亲采取了更理想的应对方式。在女儿患病的最初几年里，由于难以接受她的妄想，母亲不仅会以否定的态度表示"怎么会有你说的这种事"，还会想方设法地尝试让女儿明白她所说的内容并非现实。然而这名女性的状况并未好转。不仅如此，母女二人还经常发生冲突，甚至有时会动用暴力。

在这个过程中，母亲逐渐有所领悟。她开始不再否定女儿的体验，并注意在尊重的基础上进行应对。

在女儿说起自己的体验时，母亲会采用类似于"虽然妈妈体会不到，但这种感觉想必很快乐"或"能像你这样想我觉得也很不错"的说法。

尽管如此，这名女性仍然清楚母亲不相信自己的妄想。为此，她有时会向身为局外人的医生寻求意见。然而从医务工作者的角度来讲，告诉她"你所说的一切都是现实"是不恰当的。因此医生只能将客观事实束之高阁，并通过"我想在你的心里这便是现实"或"如果这样想能让你感到幸福，那么不妨就这样想"等说法来肯定她的主观体验。

尽管医生的反应同样让这名女性感觉对方不相信自己，但与此同时，她也意识到母亲和医生的话所暗示的内容有可能是真的。尊重她的想法而不是劈头盖脸地加以否定的做法反而给她留下了冷静思考的余地。

毫无疑问，即使采用上述应对方式，这名女性的妄想也没有立即烟消云散。在此后的数年里，她始终和身边的人重复着这种无果的对话。

在这个过程中，她们谈到了"有一个明星男友固然理想，但时常能对自己嘘寒问暖的男朋友同样不错"的话题，并兴致勃勃地讨论了男朋友的明星身份会给自己造成的不便。此时，她在不经意间吐露了心声："如果身边有合适的人就好了，毕竟我没有机会遇到心仪的人。"在被指出如果总是闭门不出就很难有机会接触他人后，她也表露了到外面学习技能或接受日间托护的意愿。

随着时间的流逝，在一年之后，这名女性谈起自己的心境发生的变化："比起演艺界的人，我还是觉得普通人更好。"在此之后，尽管妄想并没有彻底消失，但就像对曾经迷恋的偶像逐渐失去热情一样，她的妄想也开始变得不再鲜明。

将妄想断定为"不可理解"并加以否定不仅无益于改善病情，还会导致事态恶化。努力理解的态度和行动才是至关重要的。尽管从常识的角度来讲妄想显得难以理解，但正因如此，才有必要为实现理解而竭尽全力。产生妄想的患者只有紧紧抓住这些脱离现实的想法才能继续走下去。在这种情况下，他们渴望自己的价值得到认可和肯定。为了满足他们的渴望，有必要汲取他们试图通过脱离现实的妄想向我们传递的信息。在了解到他们期望和恐惧后，我们需要在共情的基础上为他们提供支持与肯定。

2

药物治疗的现状

药物治疗的重要性

心理状态、社会环境和与周围人的接触固然不可忽视，但与这些因素相比，药物治疗仍然是重中之重。现如今，患者所处的环境与理想相去甚远。他们不但需要在生活中面对随处可见的压力和外部刺激，还不得不投身于工作之中。在这种情况下，如果他们不借助药物来保护自身敏感且脆弱的部分，那么状况不但难以得到改善，而且容易在好转后出现反复。

值得庆幸的是，随着非典型抗精神病药的问世，对接受治疗和实施治疗的双方来讲，药物治疗引发的苦难得以大幅减少。在此基础上，病情顺利得到改善的情况也与日俱增。认真进行药物治疗的人能够在每天两三颗药物的帮助下回归风平浪静的人生，而不接受药物治疗的人则有可能陷入非常糟糕的状态，二者之间存在巨大的差异。因犹豫是否接受药物治疗而浪费数年时间并造成功能减退不断进展的情况屡见不鲜。

如第三章所讲，正是得益于药物治疗，爵士乐小号手汤姆·哈雷尔才能在长达 30 年的时间里持续从事音乐活动，并成为该领域的佼佼者。如果没有接受药物治疗，那么无论是他的努力还是家人的支持恐怕都将化为泡影。哈雷尔本人表示："正是因为坚持服药，我才能保持稳定的状态并坚持下来。"在不进行演奏时，哈雷尔受到慢性幻听的困扰。只有在演奏乐曲时，他才能摆脱幻听的折磨。有时他会在演奏的过程中听到观众的低声批评，并因此影响自己的发挥。即便如此，他仍然可以避免失败。这一方面是因为妻子和伙伴的帮助，另一方面想必是因为药物在大脑出现过度兴奋时保护了他敏感的神经。

坚持服药至关重要

不规律地服药或中断服药不仅是病情恶化及复发的首要原因，也经常令患者的家人感到焦躁或忧虑。调查显示，70% 的人在出院后的两年里逐渐不再认真服药。这种做法不仅导致患者错过了康复的最佳时机并浪费宝贵的时间，还可能增加病情进一步发展并恶化的风险。考虑到住院治疗所需的高额费用，这种做法还会造成经济损失。

坚持服药的关键无疑在于对疾病具有自知力，但这种意识不是在一朝一夕间产生的，而是通过耐心的努力逐渐培养出来的。一方面，患者自身需要从失败中有所领悟；另一方面，周围的人需要坚持不懈地做思想工作来让这种意识逐渐渗透。从这个角度讲，主治医生和家人与患者建立的信任关系具有重要的意义。对患者来讲，自己信赖的人进行的劝说更容易接受。而在被自己不信任的人说教时，他们则很容易产生轻蔑和抗拒的态度。

不断表示"不想吃药"的青年

因为担心孩子的状况，某位母亲强硬地将 20 岁出头的儿子带到医院就诊。这名青年在过去 2 年的时间里始终闭门不出。最近，他开始对邻居家里发出的声音感到烦躁，并大吵大闹地表示这是存心在给自己找麻烦。不仅如此，他还感觉与自己擦肩而过的人仿佛要对自己发起攻击。这名青年曾经在海外生活，并在回到日本后遭到严重的霸凌。内心留下阴影的青年不仅对他人抱有不信任感，而且很容易感到受伤。因为他不肯主动服用医生开具的药物，所以母亲每次都把药塞到他的手里，并监督他吃下去。尽管他经常满腹牢骚地表示"我明明没病，为什么非要吃这种东西"，但每当遇到这种情况，母亲都会遵照医生的指导告诉他服药是为了预防神经变得敏感，或这种药对他具有保护作用。尽管在闭门不出的状况有所改善的基础上这名青年可以做些临时工作，但稳定的状态总是好景不长。每当病情出现反复时，这名青年都会陷入悲伤情绪，但母亲总会指出积极的方面，并鼓励他与状态最糟糕的时期相比已经大有改观。在经过约 10 年的治疗后，这名青年无须他人苦口婆心地劝说就能主动

> 服药。他不仅会说主动服药能够免于变得敏感，还会
> 表示吃药是为了保护自己。此后的他始终过着稳定的
> 生活，并且再也没有住进医院。即使在开始独立生活
> 后，他也能主动按时服药。

类似的事例在医疗实践中屡屡出现。在周围人的不断劝说下，患者会自发地将这些劝告说出口。

"就知道吃药"

与上述事例相反，家人对服药抱有否定态度的情况同样不在少数。尽管药物治疗对康复来讲至关重要，但是对患者希望服药的想法泼冷水的家庭成员仍然屡见不鲜。他们经常对患者说的话包括"就知道吃药""你的药打算吃到什么时候"和"赶快让医生少开点药"等。因为医生会强调服药的重要性，所以患者会陷入两难的境地，并进一步变得纠结和迷茫。在这种情况下，有些患者因选择停止服药而造成病情复发。

此外，容易情绪化的家庭成员在不经意间脱口而出的话也有可能给患者造成严重的伤害。"你又犯病了"或"小心我送你去住院"等说法会让患者感觉自己因生病而受到鄙视，并直截了当地表达出说话人对疾病的否定和对患者本人的拒绝。一旦体会到这种态度，患者或是进一步对患病的自己加以否定，或是回到拒绝承认患病的状态。

希望读者充分理解类似的说法造成的消极影响，并注意不再使用这类言语。

非典型抗精神病药引发的治疗革命

自 20 世纪 90 年代后半期起，被称为非典型抗精神病药的新型抗精神病药物开始被应用于精神科的临床实践，并给精神分裂症乃至精神科整体的治疗工作带来了翻天覆地的变化。这种药物所造成的影响无疑是革命性的，它为患者带来的福音主要体现在两个方面。

首先，与传统的典型抗精神病药不同，非典型抗精神病药较少引起被称为锥体外系不良反应的副作用。这类令患者备受折磨的副作用包括手抖、身体僵硬、运动迟缓、双眼上翻和静坐不能等表现。而非典型抗精神病药引发此类不良反应的频率和程度都有所降低。此外，因为非典型抗精神病药造成的阻断副交感神经的副作用同样较轻，所以便秘和口渴等不良反应也不显著。

其次，非典型抗精神病药具有改善阴性症状的效果。尽管传统的典型抗精神病药对幻觉和妄想具有明显的改善作用，但对意志减退、兴趣缺乏和情感反应降低等症状，这类药物疗效甚微。而非典型抗精神病药对上述阴性症状同样具有显著的效果。在服药后，此前缺乏活力且闭门不出的患者走出房门并开始参加社会活动的事例接二连三地出现。除此之外，非典型抗精神病药还被认为有望缓解迄今为止难以改善的认知功能障碍。

上述两方面的改变不仅减轻了患者的负担，也提升了他们服药依从性（积极按医嘱服药的程度）。

尽管如此，非典型抗精神病药也并非尽善尽美。在长期服用的过程中，这类药物的问题逐渐浮出水面。其中最常见的副作用是多种此类药物导致的体重增长，该问题会增加患者糖尿病的患病风险。另有部分非典型抗精神病药不适合糖尿病患者使用。即使此前的治疗一帆风顺，患者也不得不在血糖升高时更换药物。

　　非典型抗精神病药具有的另一个问题是伴随意志和活动性的提高，有些药物可能导致部分患者出现烦躁、失眠和攻击性增加等表现。

主流药物的特征与副作用

　　我们将常用药物的效果、副作用及使用时的注意事项整理如下：

典型抗精神病药（传统型）

药品名称 （一般名称） 商品名称	通常用量 /毫克	特征
氟哌啶醇 ® 塞莱奈斯[1] （Serenace）	2~6	氟哌啶醇具有出众的抗幻觉妄想作用。在非典型抗精神病药出现前，它是药物治疗中采用的主流药品。主要作用为阻断多巴胺 D2 受体。时至今日，在非典型抗精神病药无法充分改善病情时，氟哌啶醇仍然是重要的备选药物。缺点是容易出现锥体外系不良反应及难以改善阴性症状

---

1. 原文的商品名都是英语音译，括号中标注了英文原名称，典型类的国内大多没有引进，所以没有标准的中译名。另外注册商标标志是原文里就有的，翻译时做了保留。——译者注

续表

药品名称 （一般名称） 商品名称	通常用量 / 毫克	特征
氯丙嗪 ® 康特敏 （Contomin） ® 温特敏 [2] （Wintermin）	50～450	氯丙嗪是世界上最早被开发出来的抗精神病药。它能阻断组胺受体，因此具有很强的镇静效果，并且时至今日仍然作为辅助性药物被用于伴随烦躁和兴奋的患者。氯丙嗪对 D2 受体的阻断作用较弱，因此不易引发锥体外系不良反应。但它可以通过阻断副交感神经来产生极强的抗胆碱能作用，因此容易造成口渴和便秘等副作用
左美丙嗪 ® 希尔纳敏 （Hirnamin）	25～200	左美丙嗪是与氯丙嗪同系统的抗精神病药。它具有较强的镇静作用，但对幻觉和妄想没有显著的效果。它主要被用于抑制烦躁和兴奋。左美丙嗪具有较强的抗胆碱能作用，因此容易造成口渴和便秘等副作用
佐替平 ® 络笃平 （Lodopin）	75～150	佐替平同样是与氯丙嗪同系统的抗精神病药，并具有很强的镇静效果。它被用于应对强烈的烦躁和兴奋状态，但容易引发过度镇静

2. 中国一般叫冬眠灵，和这个名称的发音比较接近，但因为冬眠灵本身也不是商品名，基本是氯丙嗪的代称，就没有在这里采用。——译者注

非典型抗精神病药（新型）[3]

药品名称（一般名称）商品名称	通常用量/毫克	特征
利培酮 ® 维思通（Risperdal）	2～6	利培酮是最早在日本上市的非典型抗精神病药。它对阳性症状和阴性症状均有理想的效果。在用量较低的情况下，它很少引发锥体外系不良反应等副作用。利培酮增加体重的副作用较小，因此糖尿病患者也可以服用。利培酮口服液具有起效快的特点。在症状稳定后，可以将用药的频率减少至每日一次。利培酮注射剂的药效持续时间较长，适用于对药物的抵触较强的患者
奥氮平 ® 再普乐（Zyprexa）	5～10	奥氮平每日仅需服用一次，因此给患者带来的负担较小。奥氮平具有镇静效果，在晚饭后或睡前服用可以起到安眠的效果。它对阴性症状和抑郁状态同样具有显著的疗效。因为奥氮平容易造成体重增加，所以不适用于糖尿病患者。口腔崩解型的奥氮平无须用水送服，因此便于在出现失眠时当即服用
喹硫平 ® 思瑞康（Seroquel）	150～600	喹硫平不仅能够改善精神分裂症的阳性症状和阴性症状，还对以双相情感障碍为代表的心境障碍有效。因为喹硫平不会影响泌乳素的浓度，所以它不会造成闭经、乳汁分泌和勃起功能障碍等副作用。喹硫平容易造成体重增加，因此不适用于糖尿病患者

续表

药品名称 （一般名称） 商品名称	通常用量 / 毫克	特征
阿立哌唑 ® 安立复 [4] （Abilify）	6~24	阿立哌唑不仅能够改善阳性症状，对阴性症状也具有显著的效果。阿立哌唑不易引起困倦等副作用，服用该药的患者早晨容易起床，活动性也有望得到提高。因为阿立哌唑有可能造成失眠和兴奋，所以在这种情况下，它需要配合奥氮平等药物使用。阿立哌唑不会造成体重增加，也较少影响月经和性功能

逐步走向个性化治疗

在现如今的治疗中，临床医生根据自己的经验和直觉为患者选择药物。面对这种情况，人们希望找到为患者选择最适合药物的方法。为了回应这一要求，对受体的基因多态性进行分析，并以此为基准选择药物的尝试应运而生。通过分析 D2 受体的基因多态性来预测最为有效的抗精神病药的技术已经得到开发，并且即将进入实用化阶段。今后，与之类似的个性化治疗有望获得进一步发展。

如何产生自知力

对精神分裂症的康复来讲，对所患的疾病产生认识不仅

---

4. 这个药，在中国一般被称为博思清，与英文音译相去太远，所以用了音译名。
　——译者注

是这一过程的出发点，更是最终目标。在有些情况下，患者会在药物作用下迅速对疾病产生自知力，但在另一些情况下，仅凭药物治疗尚不足以产生自知力。强行为患者灌输对疾病的认识不仅无益于产生自知力，甚至会造成截然相反的效果。

面对妄想根深蒂固的患者，某位医生向其指出妄想是错误的，并想方设法地试图让对方意识到这一点。每当患者固执地主张"我没病所以不吃药"时，这位医生都会声嘶力竭地劝说对方"你得了精神分裂症，所以必须吃药"。然而患者的状况不断恶化，他不仅没有吃药，还停止了进食。

另一名医生在面对受困于幻听和妄想的患者时采取了截然相反的做法。无论患者表示自己能接收到心灵感应，还是声称自己是首相的妻子，这位医生都会认真倾听，并回应对方说："真不容易啊。你一定很辛苦吧。"即使患者主张："我一切都好所以不用开药。"这位医生也会耐心地请求道："这种药能帮你恢复活力，就请你试一试吧。"在医生的努力下，患者的状态逐渐好转，并主动表示："我会认真吃药。"

类似的事例可谓比比皆是。尽管产生自知力对患者来讲至关重要，但是对只能依靠妄想来维系内心平稳的人来讲，直截了当地指出对方患有疾病的做法只会适得其反。只有守护患者作为人的尊严，才能更顺利地促使他们产生接受治疗的意愿。

"我愿意吃药"

有一名在 18 岁时初次前来就诊的女性。在高中阶段，她逐渐开始闭门不出，并且不时会带着奇怪的表情自言自语，或者没来由地笑出声来。从 18 岁的春天开始，即使家人为她送去饭菜，她也很少进食。变得骨瘦如柴的她被送往医疗机构就诊，并开始住院治疗。然而这名女性对自己患病的事实毫无自觉，并固执地拒绝服药，因此最初负责她的医生对她采用了两周一次的长效肌内注射。在药物的作用下，她的睡眠和进食状况都得以稳定，但她既不和其他患者来往，也不参加集体性的休闲活动，一天中的多数时间都无所事事地躺在床上。她的表现正符合被定义为"偏好卧床，无所作为且漠不关心"的状态。在这种状态持续 4 年后，她被安排了新的主治医生。新任主治医生注意到她在看杂志，并以杂志的内容为话题开始与她交流。令人意想不到的是，这名女性对潮流和美食颇有兴趣。以这些话题为契机，她无拘无束地讲起了自己儿时的回忆和初中阶段努力参与的社团活动。在她开始偶尔展露笑容时，主治医生提出："我希望你最终能够出院并在社会上实现自立，为了做到这一点，你愿不愿意尝试用吃药来代替打针呢？"最初，这名女性面露不安之色，并表现得不知所措。然而在数次重复类似的对话后，她表示："我愿意试着吃药。"从此之后，她开始每天早晚各服用一次非典型抗精神病药。在判断她能够稳定服药后，主治医生停止了她的长效性注射。

　　新任主治医生还发现了另一个问题，这便是这名女性与家人的关系颇为冷淡。不仅她从不申请外出或外宿，而且她的家人即使前来探视也会很快离开。最终，主治医生得知她的母亲因女儿患病而备受打击，加之令人担忧的状态一度长期持续，她彻底失去了为女儿提供支持的信心。不仅如此，她似乎也非常担心女儿再次陷入不堪的状态。主治医生告诉这名女性的父母她现在正处于康复的重要转折点，因此适度增加与她的接触能够带来积极的影响。得知此事，父母的态度变得更加积极，并主动配合女儿的外出和外宿。

此后，这名女性顺利出院，并在近10年的时间里一边接受日间托护一边维持着稳定的生活。她在日间托护中心学会了烧菜。这一成就不仅增添了她的自信，也为她稳定的状态打下了更为坚实的基础。她几乎每天都会下厨并从事家务劳动，厨艺也随之大有长进。尽管她与外部世界的接触暂时维持在以家人为中心的程度，但在找到用武之地后，她同样获得了平稳的心态和自立能力。

照顾不同类型的精神分裂症患者时的注意事项

（1）青春型

正如"无所作为且漠不关心"的描述，有些青春型的患者躲进自己的世界里，并整天表现得心不在焉。即使陷入这种状态，也不意味着他们对周围的世界毫无兴趣。因为易激惹的特性使得他们难以与外界接触，所以他们只好以作茧自缚的方式来保护自己。对这类患者来讲，重要的是通过充分的药物治疗来缓和过于敏感的状态，并让他们感到放心。在此基础上，逐步调动并强化他们原有的兴趣和自信也是很有必要的。

在非典型抗精神病药的作用下，社会积极性和意愿有所提升的事例不断增加。此外，在能够稳定地参与作业疗法等活动后，有些患者的状况得到了大幅改善。随着治疗方法日新月异的发展，不断尝试用各种手段来实现改善是至关重要的。

与其他类型相比，在与青春型的患者接触时，更需要有意识地确保对方感到安全与放心，并避免侵犯其主体性。在父母表现出过度保护或过分干涉的倾向时，需要注意避免过分关注患者，并尽量尊重其主观意愿。此外，不抢先提出过多的建议和指导同样是至关重要的。有意识地让患者自己完成自己的事有助于提高他们的自立能力。

（2）紧张型

在出现紧张症的症状时，因为患者的行动难以预测，所以原则上应接受住院治疗。很多患者不能自主地进食和饮水，在出现这种情况时，输液或鼻饲等手段是必不可少的。此外，肌肉紧张会导致高烧并损伤肌细胞。从受损的肌细胞中弥散出的肌红蛋白有可能堵塞肾脏的血管，并导致肾功能不全。这种被称为恶性综合征的状况不仅有可能危及生命，也曾经是精神分裂症患者死亡的一大原因。尽管随着治疗技术的发展，死亡的情况已经寥寥无几，但患者的体温、尿量与肌肉的紧张度仍有必要获得密切关注。

尽管紧张型的症状表现得较为强烈，但在治疗成功时，患者不但会迅速地康复，而且即使中断服药也不容易迅速恶化。尽管如此，在以数年一次的频率反复恶化的过程中，患者会出现紧张症以外的症状，并且以活力下降为首的阴性症状和以工作能力减退为代表的认知功能障碍也会逐渐进展。

虽然紧张型的康复状况较为理想，但仍然容不得盲目乐观或放松警惕的态度。紧张症的症状也可能出现在其他类型的精神分裂症和以双相情感障碍为代表的精神障碍中。

（3）偏执型

尽管内容具有被害性质的妄想令患者苦不堪言，但是内容具有夸大色彩的妄想却有助于维持患者稳定的精神状态。这意味着夸大妄想在构造上更为稳定，并容易长期持续。实际上，以夸大妄想为核心的患者在康复时往往更为吃力。

之所以会出现这种局面，是因为这类妄想不仅让患者感到愉快，而且成了他们的精神支柱或心灵寄托。即使其他方面得到改善，妄想也很难消除。正如很多人所讲，越是希望消除妄想，它就越会变得根深蒂固。与之相比，在现实生活中找到用武之地并重拾自信更有助于削弱妄想的强度。

在夸大妄想消失后，患者会因失去精神支柱而陷入不稳定的状态，甚至尝试自杀。因此在一段时间里，有必要对患者多加留意。

以被害妄想为核心的情况则截然不同。随着治疗的进展，在易激惹的特性得以改善后，妄想往往会自行消退。这是因为妄想在很大程度上是易激惹的特性导致的不快体验，而不是维持稳定的精神状态所必需的。

无论内容如何，比起想方设法地消除被视为症状的妄想，更为重要的是强化生活和心理层面的支持，并帮助患者更好地与病情共存。在患者可以安心地生活并在现实中体验到喜悦时，他们所抱有的妄想会自然而然地日渐式微。

有一名接男性住院患者长期受到幻听和被害妄想的困扰。在数年的时间里，他不断指责"楼上的人在说我的坏话"或"某某喝了我存放的速溶咖啡"。然而在医院为他分配干净整洁的单人病房后，他再也没有提出过类似的指责。

3

如何实现全面的康复

对去除症状及维持稳定状态来讲，药物治疗是不可或缺的。然而去除症状仅仅相当于在发生火灾时将火扑灭。完成灭火不等于问题得到彻底解决。在此基础上，还需要重建家园并恢复原有的生活。为了实现全面的康复，在尽量减轻残留症状的同时，患者同样有必要化病痛为力量，并建立起新的生活方式。从这个角度讲，仅仅接受药物治疗是远远不够的。

按计划从事日常活动并承担任务

结合前面的内容可以看到，对精神分裂症的人来讲，比起无所事事，从事安排好的日常活动和工作更利于改善病情并保持稳定的状态。在患者的状态没有因病情恶化而出现起伏时，可以有意识地结合实际情况为其安排固定的日常活动。尽管精神分裂症的人需要较长的时间来适应新活动，但只要形成了习惯，他们就会日复一日地认真完成。

具有促进作用的日常活动既包括从事家务劳动，也包括在日间托护中心或活动站参加训练。除此之外，患者还可以在自己感兴趣或对日后的工作有益的领域中进行学习。

> 某名女性在日间托护中心的烹饪教室学习，并以此为契机开始不时在家中做饭。看到家人高兴地享用自己的劳动成果，她更加热情地投身于烹饪活动之中。经过一段时间的努力，她不仅学会了更多拿手好菜，还能得心应手地烹饪出工序颇为复杂的美味佳肴。在这一过程中，她不但变得非常开朗，而且获得了敢于参加其他活动的自信。

上述情况并非个例。在对烹饪等家务活动产生兴趣并投身其中后，很多患者不仅病情逐渐好转，在功能层面也有所改善。

众所周知，对有发育障碍的患者来讲，结构化的生活方式有助于维持稳定的状态。在精神分裂症患者中，有近1/3伴有发育障碍或表现出类似的倾向。在患者处于不稳定的阶段时，这种倾向表现得尤为明显，因此意想不到的突发状况容易令他们陷入混乱。考虑到上述情况，对很多精神分裂症患者来讲，结构化的生活方式有助于维持稳定。在患者获得一定程度的稳定后，逐步放松结构化并提高灵活性同样是至关重要的。

能够闭门不出的环境同样必不可少

精神分裂症患者具有高度敏感的神经，因此用健康人的规则和标准来要求他们往往是行不通的。尽管对健康的人来讲，经常与他人来往并进行交流大有裨益，但如果要求精神分裂症患者同样如此，那么他们在转眼间就会感到心力交瘁，状态也会随之恶化。

对精神分裂症患者来讲，减少与他人的接触，保持平淡如水的关系并重视独处的时间是至关重要的。特别是在上学和工作的过程中，由于他们很容易出现信息过载，因此独自放空大脑且不与任何人交谈的时间是必不可少的。在有些情况下，能否在这些方面为他们提供关照甚至关系到他们的病情是否复发。

适度闭门不出有助于防止神经产生过度的兴奋并维持稳定的状态。

与他人建立友谊固然能带来好处，但因人际交往而产生过大的负担同样会导致病情恶化。在就职后为了与同僚打成一片而将休息的时间也用来闲谈是造成疲劳的原因之一。即使是在短短 5 分钟的时间里安静地闭目养神，也有助于预防神经产生过度的兴奋。

如果因感情用事而让患者感到不安，或因干涉过多而将患者独处的世界搅得鸡犬不宁，则最终会造成适得其反的效果。在与控制欲强且干涉过多的父母或容易情绪化的家人共同生活时，不少人的状态起伏不定，然而在开始独居生活后，他们却很快稳定了下来。不过为了实现独居生活，患者有必要培养出一定程度的自立能力，并对自己的病情有所理解。

认知功能左右康复状况

如第四章所讲，认知功能障碍不是精神分裂症的继发性障碍，而是该疾病的核心障碍。不仅如此，认知功能障碍的程度与该疾病在日后的康复状况存在尤为紧密的联系。认知功能障碍对职业能力、社交能力和自立能力具有深远的影响。即使幻听和妄想有所残留，只要患者保有较为完整的认知功能，就有能力坚持服药，做出恰当且现实的判断，维持日常生活秩序，完成工作任务，结交朋友，建立恋爱关系甚至组建家庭。而在认知功能障碍较为严重的情况下，即使患者没有表现出明显的阳性症状，也会难以适应社会或维持日常生活。

由此可见，改善认知功能障碍是与治疗阳性症状和阴性症状同等重要的课题。

现如今，人们在康复训练领域不得不面对的现实是，患者的认知功能障碍越轻，康复训练的效果就越好；而对认知功能障碍较为严重的患者来讲，康复训练则收效甚微。然而令人无奈的现状是，尽管康复治疗有望帮助认知功能障碍较轻的患者实现大幅改善，但这类患者反而倾向于不接受康复治疗。

有助于改善认知功能的药物

随着认知功能障碍的机制逐渐得以明确，通过药物治疗改善认知功能障碍的可能性也不断提升。

鉴于非典型抗精神病药具有阻断 5- 羟色胺 2A 受体的作用，从理论上讲，这类药物有望改善认知功能。实际上，与典型抗精神病药相比，非典型抗精神病药对认知功能具有更为喜人的改善效果。举例来讲，利培酮不仅对选择性注意、记忆、执行功能和运动技能都有改善作用，还会对社会认知中的情感认知产生积极的影响。另外，奥氮平有助于改善工作记忆、执行功能和运动速度，从改善认知功能的角度来讲，它与利培酮具有同等效果。此外，有报告称喹硫平等其他非典型抗精神病药同样具有改善作用。

尽管如此，从整体上看，非典型抗精神病药对认知功能障碍的疗效称不上十分突出。实际情况显示，即使在非典型抗精神病药问世后，受到认知功能减退的影响而无法就业或独立生活的人仍然不在少数。

因此，人们正在不断寻求能够更为直接地改善认知功能障碍的治疗方法。大体上讲，被寄予厚望的药物可以分为乙酰胆碱系统激动剂、多巴胺 D1 系统激动剂和作用于 NMDA 受体等结构的谷氨酸系统激动剂。现如今，上述药剂正处于研发阶段。

比药物治疗更为重要的康复训练

对改善认知功能障碍来讲，有望比药物疗法更具效果的是行为疗法训练和康复训练。改善认知功能的训练方案包括逐一以每种认知功能为目标的单项训练和针对多项功能进行的综合训练。在通常情况下，每项训练课题都会涉及认知功能的多种要素。举例来讲，算术练习是针对注意功能、工作记忆、执行功能和处理速度等要素进行的训练。听写不仅可以锻炼言语认知功能，还可以训练工作记忆、运动技能和执行功能。朗读则是有助于提升工作记忆和言语流畅性的训练。

为了避免训练过程显得单调乏味，在编排训练时大多分成几个课题进行。此外，加入游戏性元素或让参加者相互竞争也有助于提高积极性。类似于"找不同"的游戏能够有效提高注意力和警觉性。

值得注意的是，一味地安排直接作用于认知功能的训练并不能更有效地实现改善。实践证明，在同时采用社交技能训练和日间托护等活动内容丰富多彩的方案时，认知功能的改善效果更为显著。

除此之外，认知功能有所改善不意味着应用于现实生活的功能得到同步提升。特别是与智能相关的认知功能对社会功能的改善效果有限。由此可见，比起一味地增加知识或重复单调的机械性练习，教授如何解决问题的策略指导和实践性训练更有助于改善现实功能。

心理治疗、家庭治疗和心理教育

对改善精神分裂症的症状与长期康复的效果来讲，心理治疗被认为收效甚微。心理治疗需要通过长时间的咨询来深人患者的内心世界，因此在有些情况下，它反而会成为患者的负担，并导致症状恶化。不过心理治疗有助于提升服药依从性，理解患者在日常生活和工作中遇到的困难以及与家人产生的纠葛，并为其提供现实的建议。这些作用能够有效地缓解患者的压力并预防复发。

除了对患者进行劝导，同样不可或缺的是对其家人开展的思想工作。随着深化对疾病的理解，患者的家人有必要意识到在与患者相处时应保持适当的距离并采取肯定的态度，而不能情绪化地对患者加以否定或过多干涉。成功做通家人的思想工作对患者的康复大有裨益。在很多情况下，患者的家人即使明白这些道理也很难付诸实践。因此，反复与家人会面，理解他们承受的压力，同时坚持不懈地对其进行劝导都是必不可少的。

无论患者还是其家人都有必要了解正确的知识，并主动参与到治疗的过程之中，而不能被动地将一切托付给医生。积极的态度有助于提升患者的治疗依从性。

心理教育是围绕疾病、症状、治疗和应对压力等主题开展的教育性活动，它既可以采取一对一的方式，也可以采用小组课程或多人讲座的形式。心理教育有助于加深自知的程度并预防复发。

作业疗法、社交技能训练和日间托护

如第二章所讲，在药物治疗尚不发达的时代，布鲁勒积极采用作业疗法并大幅改善了患者的病情。随着第二代抗精神病药的问世，不仅阳性症状得以改善，阴性症状也更容易缓解。然而药物治疗对认知功能障碍的疗效并不显著。对改善包括执行功能和社会认知在内的认知功能来讲，作业疗法、社交技能训练（SST）和日间托护显得至关重要。近年来，很多提供作业疗法或日间托护的机构在重视作业活动和训练的同时安排富于游戏性或表现性的活动，这种举措有助于改善阴性症状和认知功能障碍。为了改善社交能力并保持稳定的状态，除了一丝不苟地进行目的明确的团队训练，具有一定自由度且组织形式更为宽松的团体活动被认为同样是必不可少的。随着越来越多的机构提供以认知功能为对象的训练方案，将它们与传统的康复手段进行结合，患者有望实现更为理想的康复效果。

在日本，有些保健院（保健中心）在提供商谈服务的同时也开设有社交技能训练和烹饪等小组课程。

劳动康复站、生活援助中心和上门陪护服务

地区性的支援机制正在逐步完善。在劳动康复站，患者可以在家庭式的氛围中和其他人一起参与工作。在这类机构的帮助下，很多患者长期保持着稳定的状态。各地的生活援助中心也对康复起到了重要的促进作用。这类机构出入自由，不仅能够满足患者交流的需要，也可以为患者提供倾诉烦恼的出口。对在服药或生活方面存在困难的患者来讲，上门看

护服务可以为他们提供支持。对因病无法从事家务的患者来讲，他们可以通过护理保险来请援助者上门。为了实现独立生活，患者也可以利用集体之家或互助宿舍。

兴趣和表现活动同样有助于保持稳定

在精神分裂症患者中，对创作及表现类活动抱有兴趣并积极参与的人不在少数。对这些人来讲，表现类活动所带来的乐趣和与之相关的艺术治疗对康复起到了重要的促进作用。演奏乐器、绘画和创作漫画等活动成了一些患者稳定精神并恢复活力的契机。体育运动或象棋等爱好同样有助于维持患者稳定的精神状态。在和家人及朋友进行此类游戏活动的过程中，社交技能和认知功能也会得到锻炼。

在第三章中提到的蒙克曾在哥本哈根郊外的精神病院中住院半年左右。在此期间，蒙克在主治医生的建议下埋头于绘画，并创作出名为《阿尔法与欧米茄》的一系列作品。在完成这组作品的同时，蒙克也逐渐得以康复。

预防自杀

尽管提到自杀时人们或许会首先想到抑郁症等心境障碍，但实际上，精神分裂症导致自杀的频率高于抑郁症。据称，约半数的精神分裂症患者曾经尝试自杀，并且有10%~15%的人在20年间自杀身亡。年轻人和高学历的人表现出更高的自杀倾向。高学历或在社会上有所作为的人更容易感到不如意和失落，并因此一蹶不振。无论患者本人还是周围的人，一旦过分执着于回到发病前的水平或实现原有的目标，就会难以接受现状。在这种情况下，患者很容易感到走投无路。

对患者和周围的人来讲，重要的是意识到过分勉为其难是导致发病的原因，并在此基础上调整心态，进而选择更为悠然自得的生活方式，或重新制订符合现状的目标。在患者寻求改变时，如果周围的人固执地以过去为基准来审视他们，并表现出心灰意冷的态度或对现状横加指责，那么患者也会感到自己的状态难以接受，并因此陷入自责或失去自信。

建立新的生活方式与价值观

精神分裂症是具有生物学脆弱性的人在承受消极的环境压力时发作的疾病。尽管药物治疗对改善生物学脆弱性来讲至关重要，但仅仅依靠药物既不足以实现充分的康复，也难以预防复发。在药物治疗的基础上，需要尝试将曾经令患者饱受痛苦的社会生活和家庭生活转变为有益身心健康并为其提供支持的因素。以发病前的思想和方针来指导生活只会重蹈覆辙，为了避免这种情况，有必要以发病为契机来重新审视原有的生活方式乃至价值观。值得注意的是，不仅患者自身，每名家庭成员的生活方式和价值观都与康复息息相关。

考入一流的大学并从事体面的工作，争取更高的社会地位和收入，在艺术或学术领域取得出众的成就……在不知不觉间，人们纷纷受到不同价值观的约束，并在此基础上建立起自己的生活方式。在疾病缠身的现实面前，患者和家人往往仍然受到原有价值观的束缚，并力求重回"正轨"，或对此抱有期待。然而这种做法和态度只会让病情死灰复燃，可谓与彻底的康复背道而驰。

患者和家人需要做的不是固守不再适合现状的生活方式及其背后的价值观，而是暂时将其摒弃，并从必须努力争取成功或必须工作挣钱等强迫观念中解脱出来。德国社会学家马克斯·韦伯在其著作《新教伦理与资本主义精神》中，将此类价值观定义为重视努力与成功和通过勤勉的劳动推动经济发展的近代理性主义的产物。而正如第二章所讲，近代理性主义是导致精神分裂症频发并恶化的罪魁祸首之一。从这个角度来讲，暂时抛弃此类价值观是从疾病中康复的必经之路。

状态得以稳定的人往往实现了上述价值观的转变。他们不再将人生视为向着目标不断努力的过程，并朝着从容不迫地品味人生的方向调整生活方式。即使选择就业，他们也不再受制于为了收入而必须工作的强迫观念。对他们来讲，工作的目的是体现自身价值或为生活赋予意义，并从中获得喜悦。这种生活方式不符合资本主义及理性主义的要求，却更符合人类的本质，可谓摆脱了资本主义的崭新的生活方式。从这个角度来讲，现如今需要进行修正的正是资本主义制度本身。

米拉·波普金的事例

音乐剧明星米拉·波普金曾经活跃于百老汇的舞台，并出演《猫》和《西贡小姐》等著名剧目。在表演《西贡小姐》的过程中，她患上了精神分裂症。在此后的 10 年里，她在与疾病作斗争的同时梦想着重返百老汇的舞台，并反复参加试镜，然而她的期待却不断落空。在痛苦地度过了 10 年的岁月后，她不再执着于自己的梦想，并尝试踏上新的人生之路。此后，她步入了婚姻的殿堂并成为两个孩子的母亲。她的病情得到了彻底的改善，主治医生甚至将她的状态称为"全面康复"。时至今日，她仍然在坚持服用精神安定剂。

未来绝非暗淡无光——约翰·纳什的康复之路

尤金·布鲁勒之子曼弗雷德·布鲁勒同样是一名精神科医生。他在 20 余年的时间里对 200 名以上的患者进行了追踪调查。该调查显示有 20% 的人痊愈。波恩大学对符合精神分裂症诊断标准的 500 名患者进行了调查。该调查显示，尽管多数患者在发病 10 年后仍然表现出严重的症状，但在 30 年后，约有 25% 的人出现缓解。此外，自杀大多发生在发病后的 10 年以内。由此可见，只要度过不稳定的时期，未来的康复前景便是光明的。

与进行上述调查的时期相比，治疗技术取得了飞跃式的进步。在得益于良好的心理状态与社会环境的前提下，患者

精神分裂症：你尚未知晓的事实

有望在更短的时间内实现更为理想的康复。

最后，我想在这里与读者们分享数学家约翰·纳什的康复之路。纳什的经历因电影《美丽心灵》而广为人知。在与疾病进行艰苦卓绝的漫长斗争后，他最终实现了奇迹般的康复。

被誉为天才的数学家约翰·纳什因提出名为博弈论的数学理论而荣获诺贝尔经济学奖。在30岁的他即将成为麻省理工大学的教授时，他的精神状况开始出现异常。他一边高举着《纽约时报》，一边向谈话室里的教授和学生们表示其中以暗号的形式记载着来自其他星球的信息。在场的所有人都把这位天才的举动视为一时兴起的恶作剧，但纳什本人却是认真的。此时的他已经受困于夸大妄想，并认为收到外太空信息的自己必须拯救世界。此后的纳什开始深居简出，比起思考数学问题，他的大脑被数秘术、世界政府和太空旅行等脱离现实的内容占据。最终，他开始胡言乱语地自称"宇宙调停委员会的成员"或"南极大陆的皇帝"。

同年，纳什住进了位于波士顿近郊的麦克林医院并接受精神分析治疗，然而他的妄想却不断恶化。3年后，纳什住进了位于特伦顿的州立医院，并接受胰岛素休克治疗。尽管这种治疗方式给纳什带来了巨大的恐惧和痛苦，但他的症状得到了改善。在32岁时，纳什回到普林斯顿大学并继续从事研究。然而，两次住院和不安定的日常生活导致纳什和妻子艾莉西亚的感情出现了裂痕，纳什也因妻子将自己送入医院而心生怨恨。他未能长久维持稳定的状态，并再次产生了妄想。艾莉西亚对前途感到心灰意冷，并决定向纳什提起离婚诉讼。这一变故令纳什进一步陷入了混乱，最终被送进了附近的卡里尔诊所。

住院后，纳什接受了使用氯丙嗪进行的治疗。在药物治疗的作用下，他的妄想得到了缓和。在朋友的斡旋下，纳什再次回到普林斯顿大学。然而好景不长，在回归大学后不久，纳什再次出现了妄想和幻听。他坚信自己是"身负秘密使命的宗教人物"，并突然动身前往罗马。随后，纳什开始胡言乱语地讲述支离破碎的内容，并再次住进了卡里尔诊所。

1965 年，离开了艾莉西亚和儿子的纳什开始在波士顿独自生活，并在布兰迪斯大学继续从事研究。随着状态逐渐得以稳定，纳什发表了两篇重要的论文。考虑到纳什在长达 6 年的时间里受困于严重的妄想，并多次住进医院的精神科，他的康复堪称奇迹。在发病前，纳什不仅性格高傲，甚至有时会表现得目中无人。但在康复后，纳什磨平了棱角，变成了和蔼可亲且富于同情心的人。

尽管如此，纳什的生活仍然是孤独的。为了寻求伴侣，他一度加入了交友俱乐部，并希望通过介绍找到可以交往的对象。此后，纳什的病情再度恶化。他停止了服药，并再次陷入妄想。他居住的房间凌乱不堪，堆积如山的口袋仿佛筑成了一道壁垒。他的主治医生试图通过电话劝说他前来就诊，但最终无功而返。

在为纳什担心的同事向他询问停止服药的理由时，他给出的回答是，"如果吃药就听不到声音了。"对纳什来讲，疾病的状态不仅成了家常便饭，甚至还令他感到亲切。

1968 年，40 岁的纳什走投无路，只好和母亲一起居住在位于弗吉尼亚州罗阿诺克市的公寓里。此时的纳什万念俱灰，并产生了轻生的念头。他无时无刻不受到妄想的折磨，并受困于会导致人类灭亡的终极战争即将爆发的破灭体验。

次年，纳什所依靠的母亲突然撒手人寰。尽管他被托付给妹妹玛莎照顾，但原本就需要抚育两名幼儿的玛莎分身乏术，因此无暇顾及举止异常的哥哥。在耗尽积蓄后，身无分文的纳什无奈地接受了社会救济，并被强制送进州立医院。翌年，出院后的纳什致信将自己送进医院的妹妹，并表示将与其永久断绝关系。

在离开州立医院后，纳什前往已经分别的妻子和儿子所在的普林斯顿市。尽管艾莉西亚已经结束了与纳什的法定婚姻关系，但她仍然非常惦念纳什的状况。正在经历抑郁症和失业的艾莉西亚决定重新开始与纳什一起生活。在来到艾莉西亚租住的房屋后，纳什以寄宿者的身份生活，并通过母亲留下的少许遗产支付租金和生活费。他在日后表示："正因为能够藏身于此，我才免于沦为流浪汉。"艾莉西亚不会对纳什强

第七章 精神分裂症的治疗与康复

加干涉，并尊重他的生活节奏。在常年相处的过程中，她了解到仅与对方保持最低限度的接触才是提供支持的最佳方式。

尽管纳什既没有职务也缺少相关的身份，但他仍然徘徊于普林斯顿大学校内，并在黑板上写下莫名其妙的信息。据目击者称，纳什一旦发现自己所写的内容被别人擦除，就会表现得惊慌失措。虽然人们将纳什视为校园里的"幽灵"，但也会对他表达一定程度的敬意。

居住于普林斯顿期间，中断治疗的纳什尽管受到妄想的影响，却保持着相对稳定的状态。他不仅被周围的人不加干涉地接纳，还能够自由地表现自己。这种环境为纳什提供了可以放心生活的安身之所。

按照既定的节奏运转的生活成了纳什周而复始的日常。在20世纪70—80年代的20年里，纳什的病情逐渐好转，他的状态也得以稳定。在进入20世纪80年代后，他"破茧而出"，并开始与学生们进行交流。在这一过程中，他的妄想逐渐消退。对于这段经历，纳什本人如此描述道："一点一点地，我开始理智地拒绝在妄想的束缚下产生的一系列思考。"

为了减轻在外工作的妻子的负担，纳什比从前更加积极地参与到家庭事务中来，并努力成为合格的丈夫和父亲。久而久之，纳什奇迹般地取得康复的事迹在普林斯顿的同僚中流传开来。

1994年秋天的某日，纳什受邀与身为数学系教授的好友共进午餐。这位教授告知纳什他将在傍晚接到一通电话，并表示："这通电话来自斯德哥尔摩，会和你通电话的人是瑞典皇家科学院的院长。"正是为了避免纳什因突然得知自己获得诺贝尔经济学奖而失去理智，教授才邀请他共进午餐，并提前将这一消息透露给他。

从因精神分裂症而经历波折的角度来讲，纳什的情况并非绝无仅有。尽管他才智过人，却仍然不得不在妄想的束缚下度过漫长的岁月。这正体现了精神分裂症这种疾病的特点。

然而在与疾病进行了 30 多年的斗争后，纳什最终成功康复。从他奇迹般的康复过程中，我们受益良多。其中需要格外重视的是为患者提供支持性的环境对康复具有的至关重要的意义。

除此之外，纳什的事例也向我们揭示，尽管患上这种疾病是一项重大的考验，但它所带来的绝不仅仅是失去。希望读者可以对这一点深信不疑。

尾 声
学会与精神分裂症共存

现如今，尽管精神分裂症有望成为能够克服的疾病，但与此同时，这种疾病仍然容不得半点大意。一旦病情迁延并恶化，它就会成为顽疾。在初次发作的患者中，有7~8成的人可以实现缓解，然而随着病情不断反复，这个比例会大幅下降。正在逐步康复的人应牢牢把握住自己手中的这份幸运，并坚持不懈地接受治疗。因症状迟迟没有消退而感到束手无策的人也不必放弃希望。即使伴有或多或少的幻听和妄想等症状，很多人也能够顺利地回归社会并正常地生活。比起关注是否存在症状，更为重要的是不受其摆布。

如本书所讲，随着医学技术取得日新月异的进步，精神分裂症的致病机制已经在很大程度上得以明确。因为精神分裂症不是一种单独的疾病，而是一组综合征，所以人们尚需时日才能彻底把握其全貌。尽管如此，相信在不远的未来它的关键之处就能够大白于天下。随着致病机制逐步明确，用于治疗的新型药物也在不断得到开发。它们势必会通过更为根本的作用来更加彻底地消除症状，并帮助患者实现更为理想的康复。

　　然而与此同时，通过阅读本书，相信读者已经理解了环境因素对精神分裂症的发病和康复具有的重要作用。无论药物治疗取得怎样的发展，如果患者持续面对难以承受的压力，缺少适合自己的容身之处，或随时暴露于带有批判或否定色彩的言行举止之下，就仍然有可能再度受到疾病的侵袭。为了打造不勉为其难的生活方式，建立舒适的关系，找到实现自身价值的工作岗位，并提升作为人的尊严，无论患者本人还是周围的人都需要一步一个脚印地付出努力。在此基础上，尤为重要的是带着明媚的笑容健康而快乐地生活。希望患者能够在真正意义上享受丰富多彩的人生，而不必徒有其表地强颜欢笑。在他们的人生之路上，家人需要在放松心态的基础上给他们留下充足的空间，并耐心地在一旁守护他们。

　　尽管如此，在千辛万苦地实现康复后，不少人因难以顺利就业而背负压力或与家人产生摩擦，并出现反复。这种状况是他们难以通过自身努力来解决的社会问题。对精神分裂症患者的康复和稳定来讲，就业具有至关重要的作用。在这方面，亟需根本性的对策和支援。

　　带着祝愿所有受因于此病的人早日康复并拥有幸福人生的心情，就此搁笔。

2010 年 8 月 1 日

冈田尊司

参考文献

［1］DSM-IV-TR精神疾患の診断・統計マニュアル 新訂版（高橋三郎，大野裕，染矢俊幸）. 医学書院，2002.

［2］米国精神医学会. 米国精神医学会治療ガイドラインコンペンディアム（佐藤光源，樋口輝彦，井上新平）. 医学書院，2006.

［3］カプラン精神科薬物ハンドブック―エビデンスに基づく向精神薬療法（新庭重信等）.MEDICAL SCIENCES INTERNATIONAL，2003.

［4］精神医学講座担当者会議、佐藤光源、井上新平. 統合失調症治療ガイドライン. 医学書院，2004.

［5］風祭元、山下格. 統合失調症. 日本評論社，2005.

［6］Harvey, P.D. and T.Sharma. 統合失調症の認知機能ハンドブック（丹羽真一，福田正人）. 南江堂，2004.

［7］Warner, R.統合失調症からの回復（西野直樹，中井久夫）. 岩崎学術出版社，2005.

［8］林拓二. 非定型精神病 内因性精神病の分類と診断を考える. 新興医学出版社，2008.

[9] 平井富雄、関谷透 . 目で見る精神医学 . 文光堂，1989.

[10] Foulcault，M. 狂気の歴史—古典主義時代における—（田村俶）. 新潮社，2002.

[11] Nasar，S. ビューティフル・マインド：天才数学者の絶望と奇跡（塩川優）. 新潮社，2002.

[12] 長谷川泉 . 病気からみた作家の軌跡 . 至文堂，1983.

[13] 日本文学全集 28 芥川龍之介集 歯車 . 集英社，1966.

[14] 小笠原慧 . 風の音が聞こえませんか . 角川文庫，2010.

[15] Sadock, Benjamin J. et al. Kaplan and Sadock's Comprehensive Textbook of Psychiatry (Ninth Edition). Lippincott Williams & Wilkins, 2009.

[16] Torrey, E. Fuller. Surviving Schizophrenia A Manual for Families, Patients, and Providers (Fifth Edition). Collins, 2006.

[17] Freedman, Robert. The Madness within us Schizophrenia as a Neuronal Process. Oxford, 2009.

[18] Millon, Theodore. Masters of Mind. Wiley, 2004.

[19] Costin, Frank and Juris G. Draguns. Abnormal Psychology. John Wiley, 1989.

图书在版编目（CIP）数据

精神分裂症：你尚未知晓的事实/（日）冈田尊司
著；昝同译. –– 重庆：重庆大学出版社，2023.7
（鹿鸣心理. 心理自助系列）
ISBN 978-7-5689-3669-9

Ⅰ.①精… Ⅱ.①冈…②昝… Ⅲ.①精神分裂症—
治疗 Ⅳ.①R749.305

中国版本图书馆CIP数据核字（2022）第243688号

精神分裂症：你尚未知晓的事实
JINGSHEN FENLIEZHENG：NI SHANGWEI ZHIXIAO DE SHISHI

[日] 冈田尊司 著
昝 同 译
鹿鸣心理策划人：王 斌
责任编辑：赵艳君　　版式设计：赵艳君
责任校对：谢 芳　　责任印制：赵 晟
*
重庆大学出版社出版发行
出版人：陈晓阳
社址：重庆市沙坪坝区大学城西路21号
邮编：401331
电话：（023）88617190　88617185（中小学）
传真：（023）88617186　88617166
网址：http：//www.cqup.com.cn
邮箱：fxk@cqup.com.cn（营销中心）
全国新华书店经销
重庆亘鑫印务有限公司印刷
*
开本：720mm×1020mm　1/16　印张：16.5　字数：173千
2023年8月第1版　　2023年8月第1次印刷
ISBN 978-7-5689-3669-9　定价：66.00元

版贸核渝字（2022）第069号